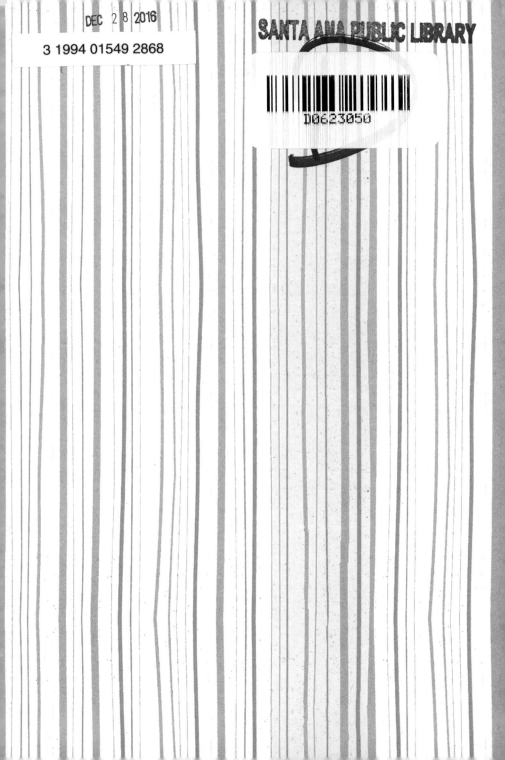

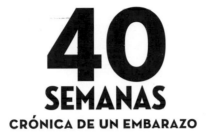

40 SEMANAS
CRÓNICA DE UN EMBARAZO

Glòria Vives Xiol

GUILLE Y YO HEMOS DECIDIDO QUEDARNOS EMBARAZADOS.

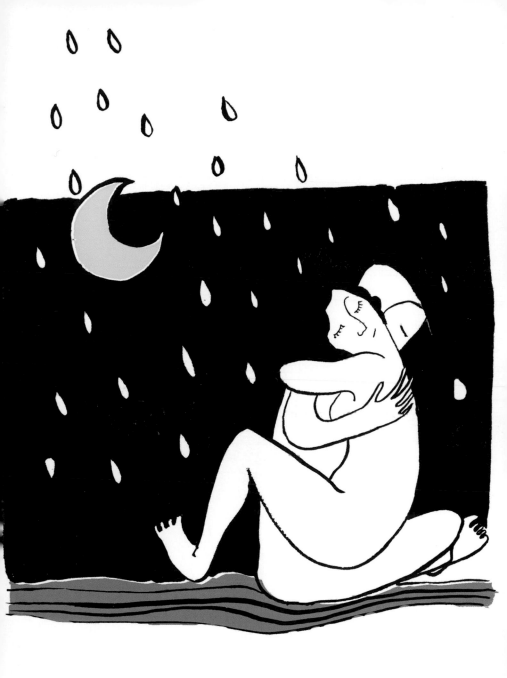

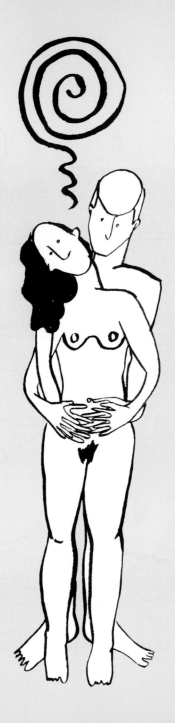

DESDE QUE TOMAMOS ESTA DECISIÓN,
TODO LO QUE HACEMOS NOS PARECE
SÚPER TRASCENDENTE.

GLORIA
REVUELVE
LA SOPA.

GUILLE PELA
UNA PATATA.

NOS
LAVAMOS
LOS
DIENTES.

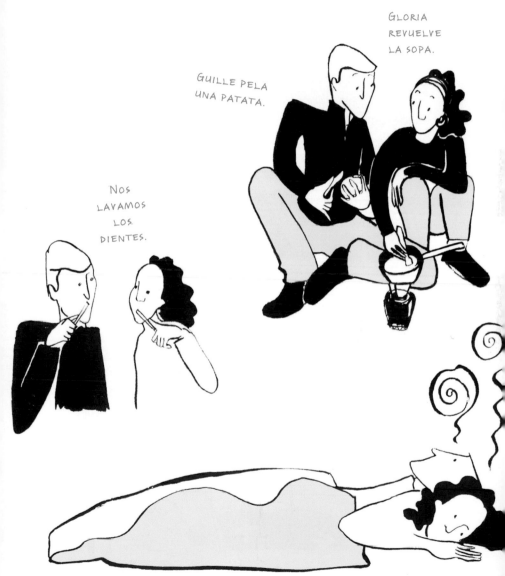

VAMOS A DORMIR.

CUANDO TIENES MUCHAS GANAS DE QUEDARTE EMBARAZADA,
LOS MESES TIENEN CUATRO ETAPAS:

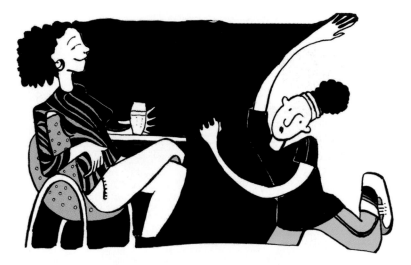

1. ETAPA DE HACER LO QUE NO PODRÁS HACER SI LO CONSIGUES.

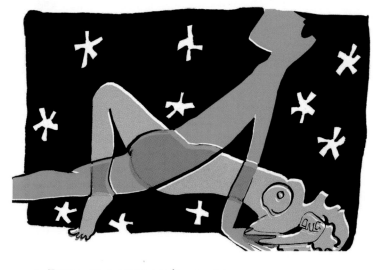

2. ETAPA DE INSEMINACIÓN CONSTANTE.

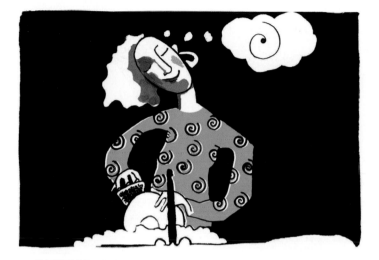

3. ETAPA DE CREAR EXPECTATIVAS.

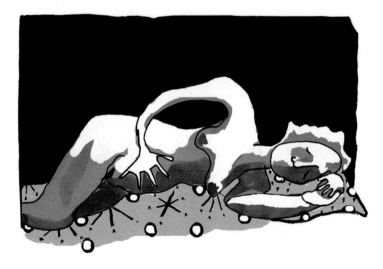

4. ETAPA DE VOLVER A LA REALIDAD SI NO LO HAS CONSEGUIDO.

AHORA
TIENE LOS DÍAS ASIGNADOS PREVIAMENTE.

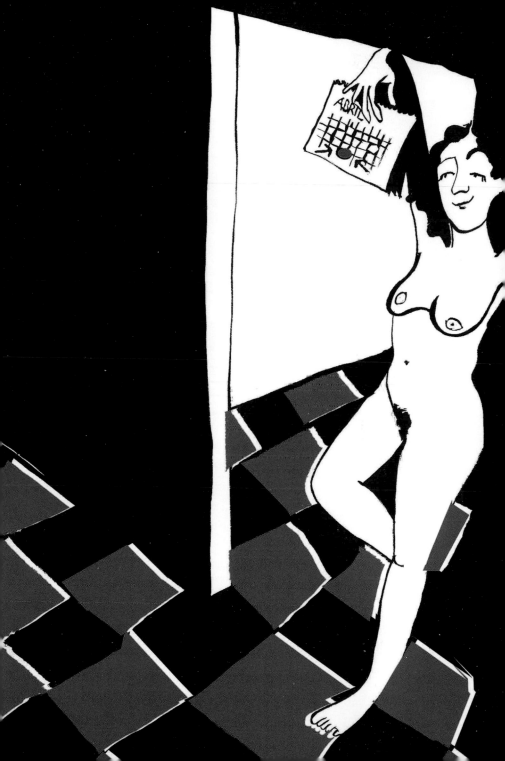

TAMBIÉN SUCEDEN MOMENTOS NUEVOS:

MOMENTO «¡¡VIVA LA VIRGEN!!»:
NO HAY QUE TOMAR PRECAUCIONES.

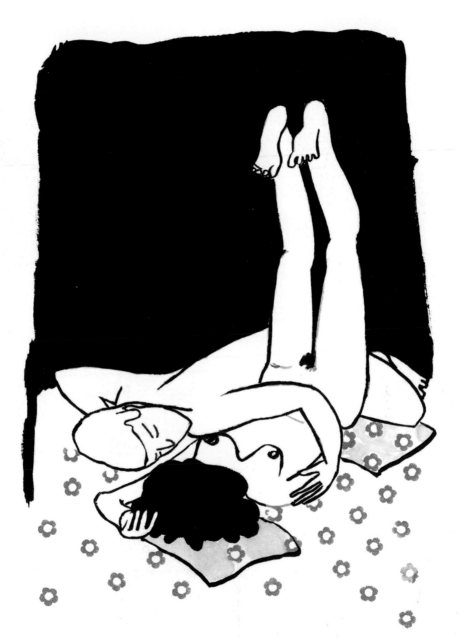

MOMENTO "PINO PUENTE":
IMPORTANTE NO DESAPROVECHAR NI UNA GOTA.

CON LOS NERVIOS Y LAS PRESIONES, LAS
MUJERES SOMOS CAPACES DE LOGRAR
QUE EL CUERPO NO OVULE.

TAMBIÉN SOMOS CAPACES DE CONSEGUIR
QUE NO NOS VENGA LA REGLA.

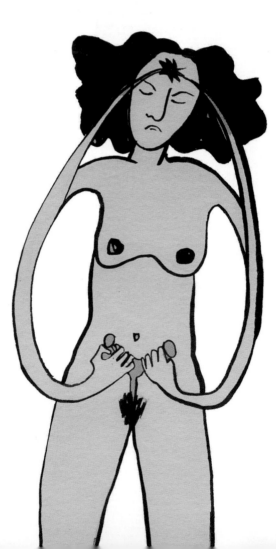

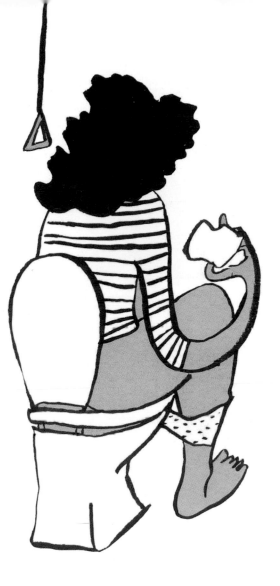

A PARTIR DEL DÍA 28 CADA VEZ QUE VAS AL BAÑO MIRAS MUCHO EL PAPEL HIGIÉNICO.

ESTÁS PENDIENTE DE CUALQUIER SEÑAL DEL CUERPO
PARA SABER SI ESTÁS EMBARAZADA O NO.

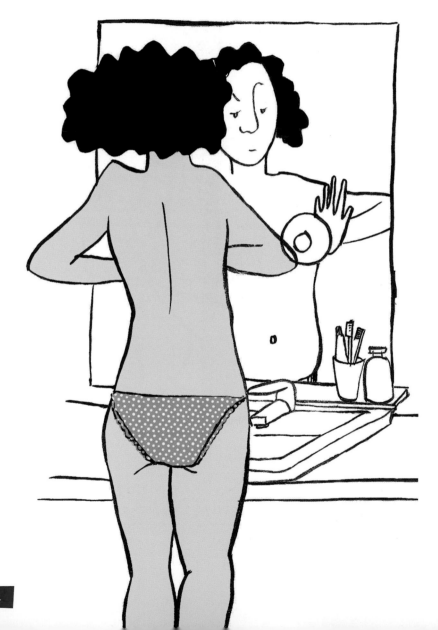

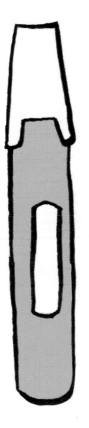

ME MOLESTA QUE UN TROZO DE PLÁSTICO SEA
MÁS FIABLE QUE MIS PROPIAS SENSACIONES.
SU VEREDICTO PUEDE CAMBIARNOS LA VIDA.

LAS REACCIONES ANTE EL VEREDICTO DEL PREDICTOR
HAN VARIADO CON LOS AÑOS.

A LOS 20 AÑOS.

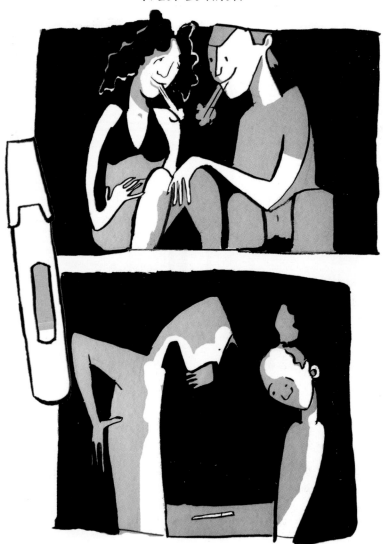

A LOS 30 AÑOS.

A LOS 20 AÑOS.

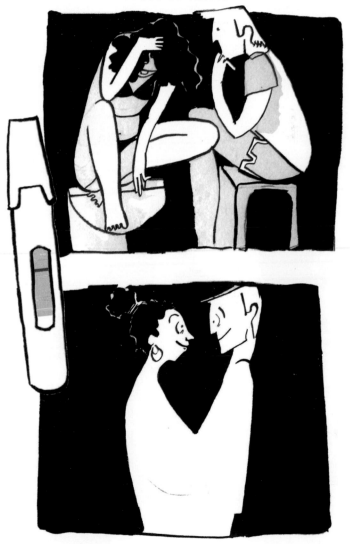

A LOS 30 AÑOS.

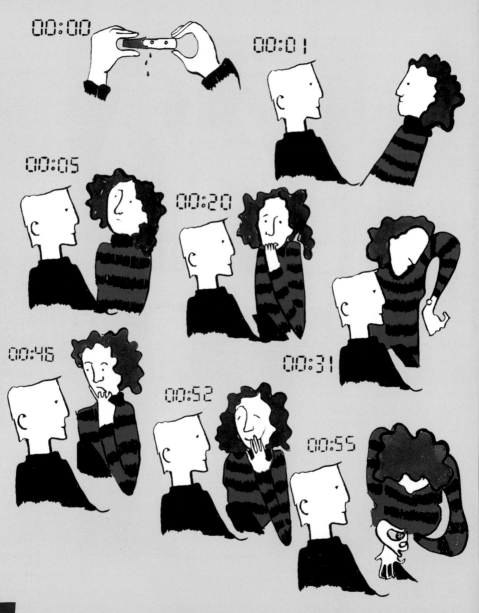

¡¡VAMOS!!

00:58

DA MIEDO SABERLO.

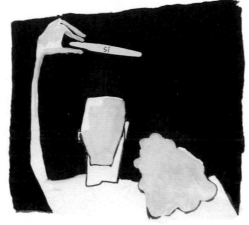

AY, AY AY, AYYYYYYYY. ESTO ES LO QUE QUERÍAMOS, ¿NO?
AHORA, ¿QUÉ HACEMOS? ¿SOMOS SUFICIENTEMENTE MAYORES
PARA JUGAR A SER MAYORES? ¿LO SEREMOS ALGUNA VEZ?

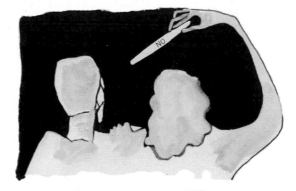

UFFFFFF, TREGUA, ¡OOOOH! ¡QUÉ PENA! ¿NO SERVIMOS
PARA ESTO? ¿NO NOS SALDRÁ NUNCA? ¡¡OOOOH!! ¡NOS
HABÍAMOS HECHO ILUSIONES!

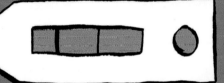

Es que sí.

¡Es TAN FUERTE!

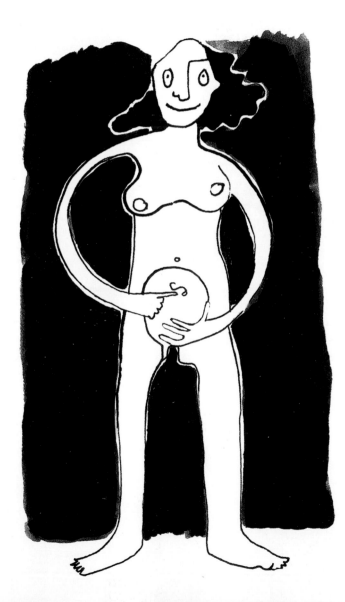

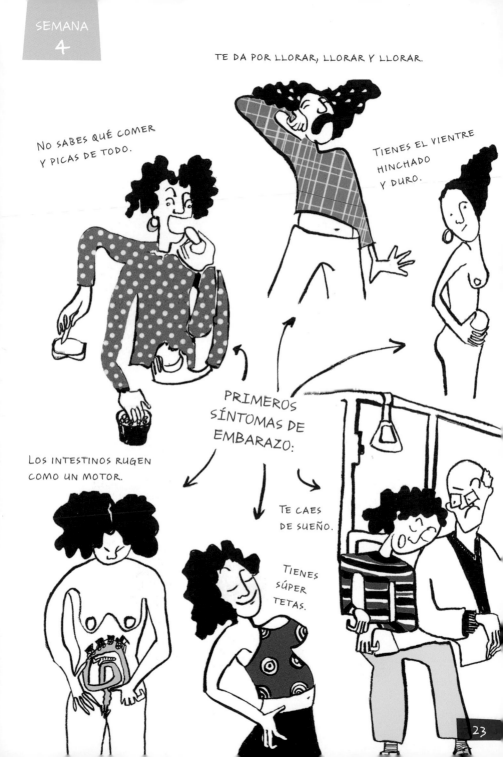

LA PRIMERA VEZ QUE ME QUEDÉ EMBARAZADA,
A LAS ONCE SEMANAS ABORTÉ.

MI ABORTO TUVO TRES MOMENTOS:

LA EXPULSIÓN.

EL DUELO.

LA RECUPERACIÓN.

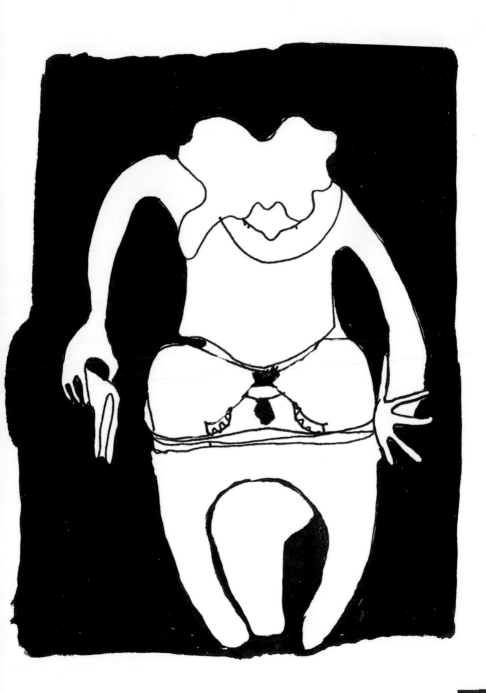

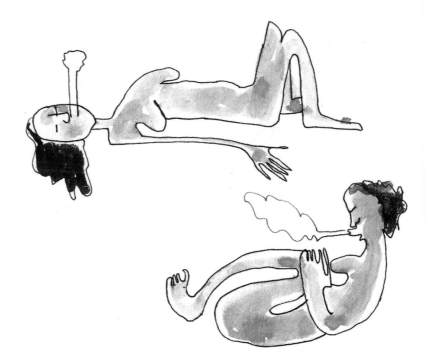

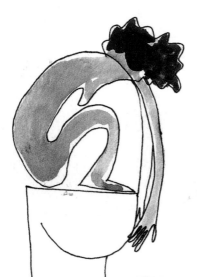

PARA EXPULSAR UNA
BOLSA EMBRIONARIA, FUE
IMPORTANTE NO DEJARME
DOMINAR POR EL DOLOR,
RESPIRAR Y DEJARME LLEVAR.
CONECTAR CON LA MAMÍFERA
QUE SOY Y DEJAR QUE LA
NATURALEZA SIGA SU CICLO.

DURANTE UNOS DÍAS NO ENTIENDO BIEN LO QUE HA PASADO.

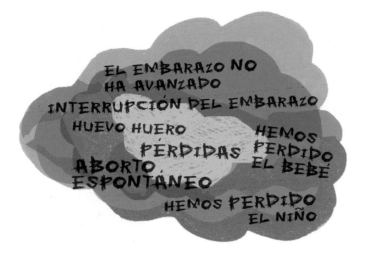

EL EMBARAZO NO
HA AVANZADO
INTERRUPCIÓN DEL EMBARAZO
HUEVO HUERO   HEMOS
        PÉRDIDAS   PERDIDO
ABORTO   EL BEBÉ
ESPONTÁNEO
            HEMOS PERDIDO
                EL NIÑO

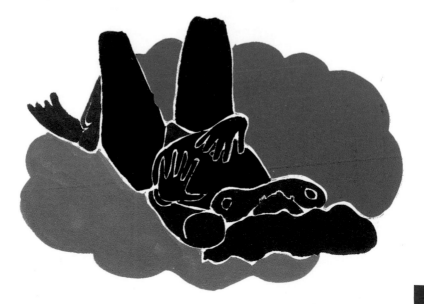

Lo primero que tengo que hacer con el duelo es permitírmelo y que me lo permitan.

¿Cómo estás?

TRISTE.

Bueeeenoooo... piensa que esto pasa muchas veceeeess.

Un 5% de los embarazos se abortan antes de los tres meses. Es muy natural, conozco a muchas mujeres que les ha pasado (he notado que cuesta sostener las penas de los demás).

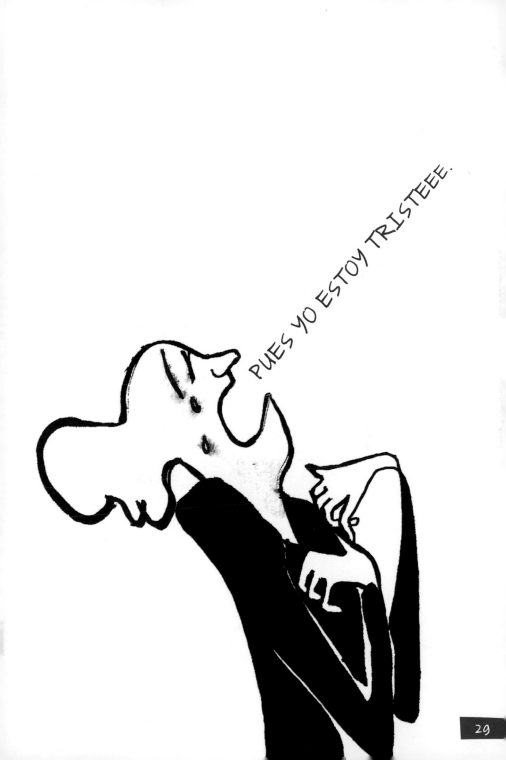

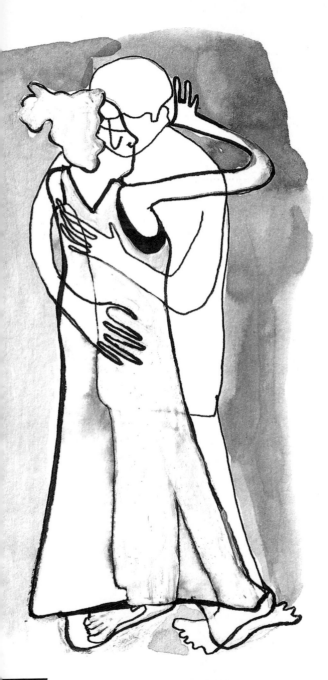

EL DUELO, EN PAREJA.

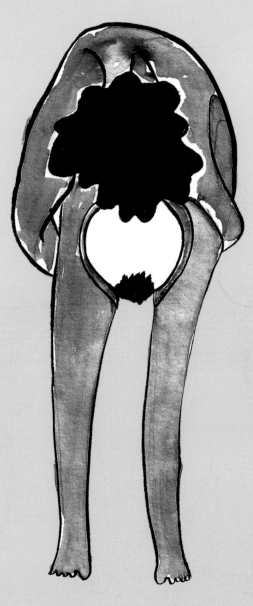

¿CÓMO ASUMIR ESTE VACÍO?

PARA VOLVERLO A INTENTAR FUE NECESARIO QUE
NOS SINTIÉRAMOS RECUPERADOS Y PARTIR DE LA
DECISIÓN QUE UN DÍA TOMAMOS, INTENTANDO NO
TAPAR EL AGUJERO QUE DEJÓ EL ABORTO.

Y NOS VOLVIMOS A QUEDAR EMBARAZADOS.

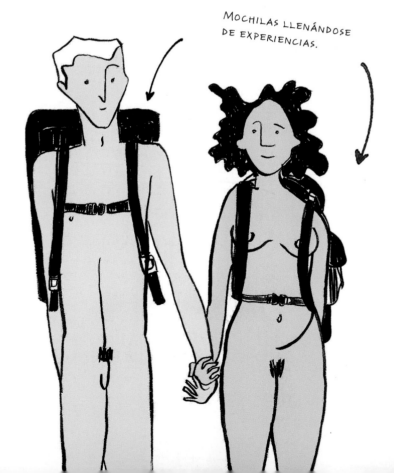

MOCHILAS LLENÁNDOSE
DE EXPERIENCIAS.

CUANDO HAS ABORTADO UNA VEZ, TIENES MÁS
MIEDO AL VOLVERTE A QUEDAR EMBARADAZA.

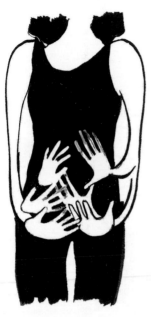

¡¡QUE NO SE SUELTE!!

TUS MANOS SÓLO SIRVEN
PARA NO HACER **NADA**.

LAS SUYAS SIRVEN
PARA HACERLO **TODO**.

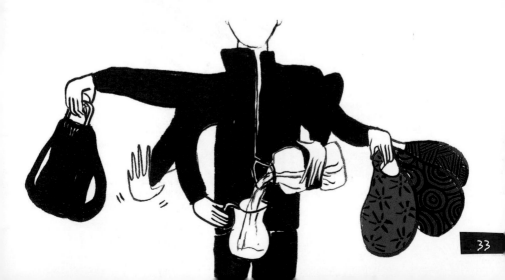

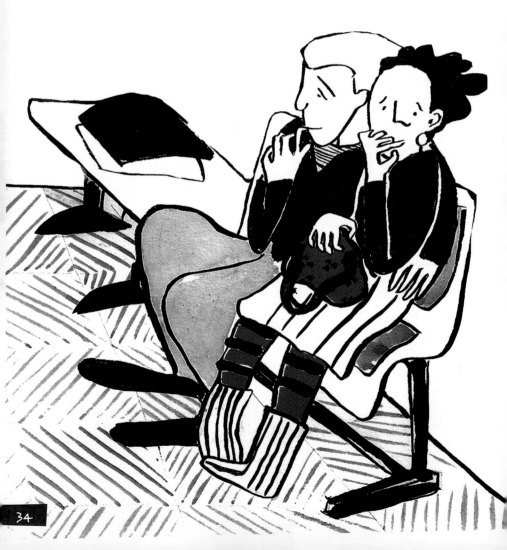

LA PRIMERA ECO

Después del primer aborto,
a las 8 semanas quisimos hacernos
una eco para asegurarnos de que
todo iba bien.

DESNÚDATE DE CINTURA PARA ABAJO Y CUELGA LA ROPA, Y CUALQUIER TIPO DE VERGÜENZA, AQUÍ.

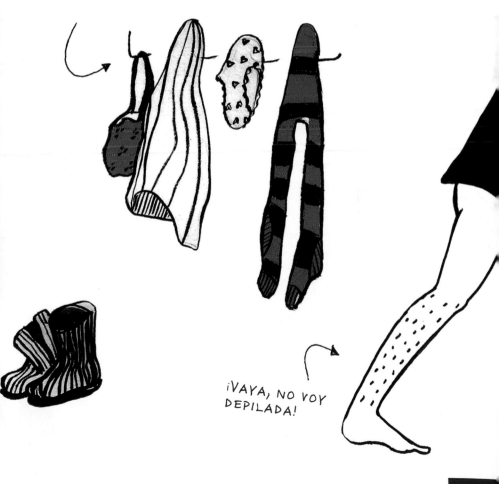

¡VAYA, NO VOY DEPILADA!

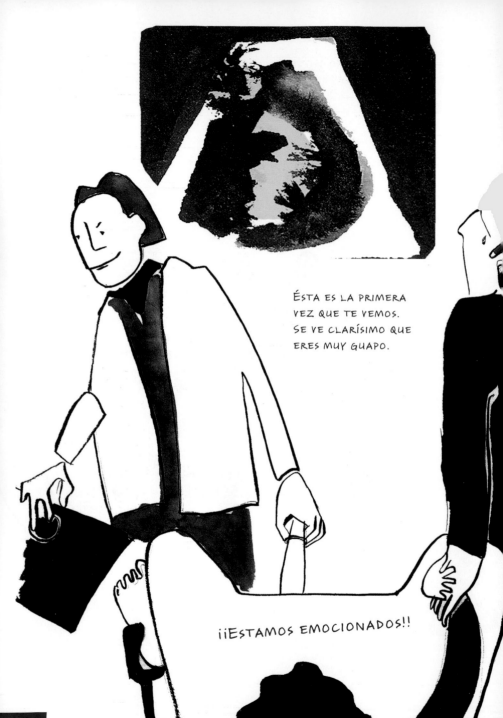

¡No ENTENDEMOS NADA DE NADA
DE LA ECO PERO NOS ENCANTA!

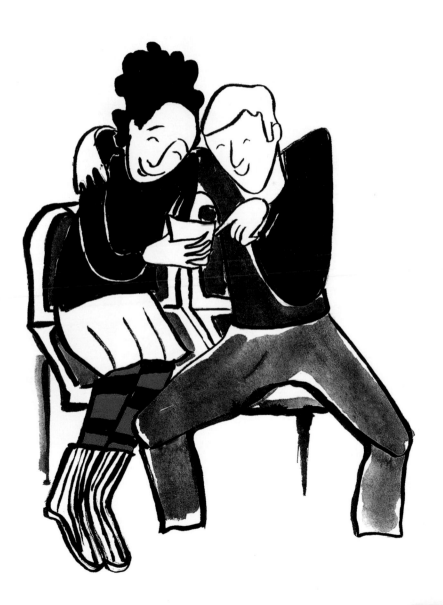

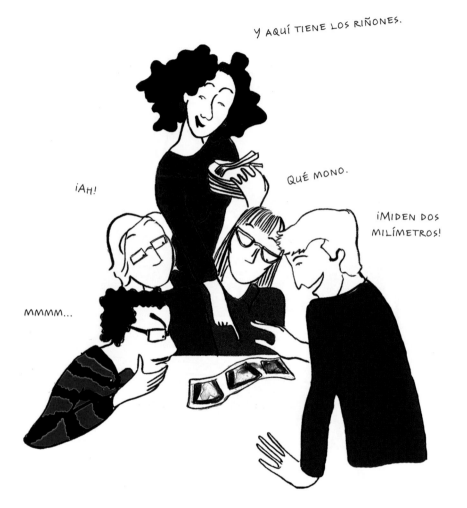

NUESTRO BEBÉ MIDE 2 CENTÍMETROS.

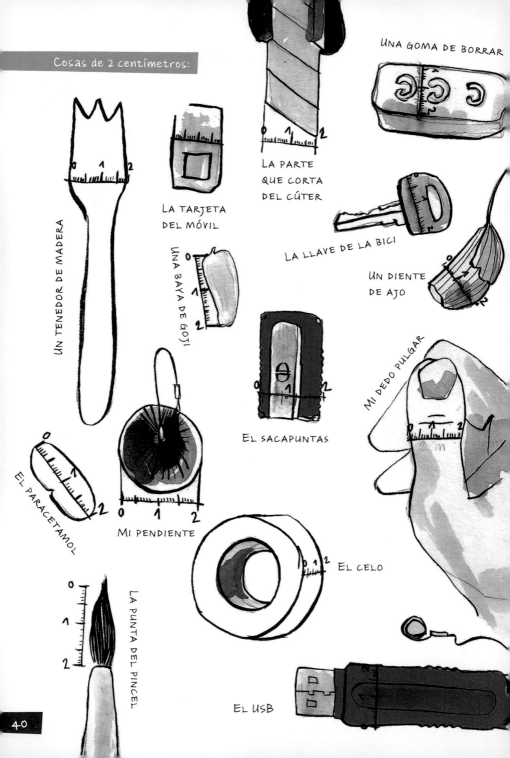

Cosas de 2 centímetros:

UNA GOMA DE BORRAR

LA PARTE QUE CORTA DEL CÚTER

UN TENEDOR DE MADERA

LA TARJETA DEL MÓVIL

LA LLAVE DE LA BICI

UNA BAYA DE GOJI

UN DIENTE DE AJO

MI DEDO PULGAR

2 m

EL SACAPUNTAS

EL PARACETAMOL

MI PENDIENTE

EL CELO

LA PUNTA DEL PINCEL

EL USB

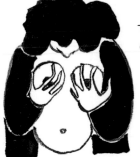

TENGO MUCHA HAMBRE: ME LO COMO TODO.

TODO ME SIENTA FATAL, NADA ME APETECE.

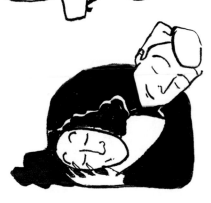

TENGO LOS PECHOS GIGANTES.

NO TENGO GANAS DE SEXO.

¡¡¡TENGO SUEÑO, MUCHO SUEÑO: Y MUCHAS GANAS DE VIVIR!!!

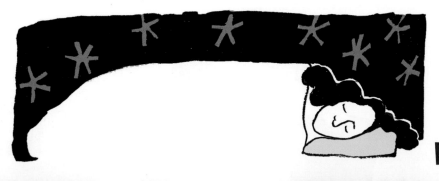

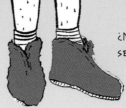

¿NUNCA MÁS
SERÉ SEXY?

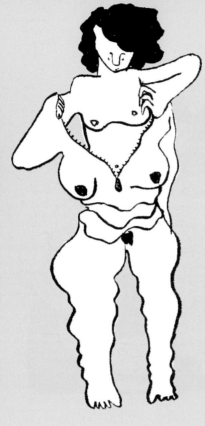

¿ME QUEDARÉ CON EL TRAJE DE
MADRE PUESTO PARA SIEMPRE?

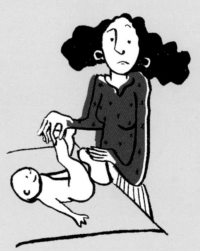

¿ME OLVIDARÉ DE LO QUE
ME GUSTABA HACER?

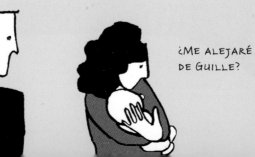

¿ME ALEJARÉ
DE GUILLE?

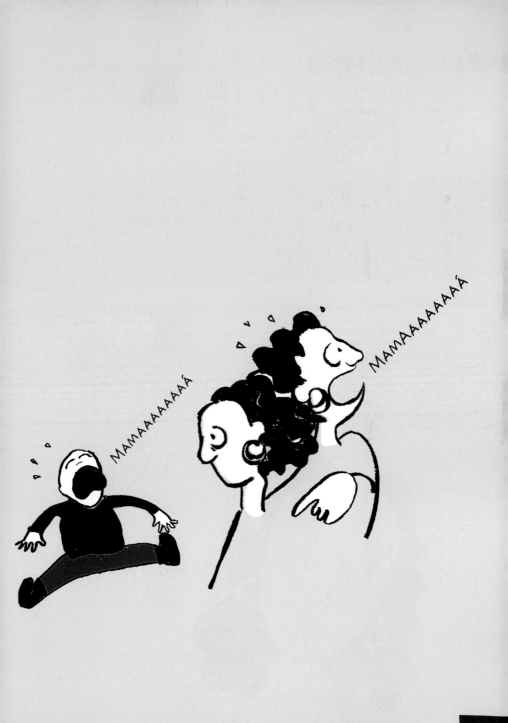

¿SERÉ CAPAZ DE ENSEÑARLE TODO LO QUE HAY QUE SABER?

SECARSE EL CULO   COMPARTIR

LLORAR   QUIÉNES ERAN MIS ABUELOS   LEER

RECOGER LA TOALLA DE PIES DEL BAÑO

SIETE VIRTUDES TIENE LA SOPA   RECORTAR   JUGAR A LAS TRES EN RAYA

A LA BOCA NO   COMER SANO

EL RESPETO   HACER TRENZAS

HACER MAGDALENAS

JUGAR AL BALONCESTO   CANCIONES

QUÉ SON LOS PAÍSES   LOS COLORES

DAR LAS GRACIAS   IR EN BICI

DAR LA MANO AL CRUZAR

LOS DÍAS DE LA SEMANA

EL PAPEL A LA PAPELERA   ATAR EL NUDO DEL ZAPATO

MASTICAR

DECIR LO QUE SE SIENTE   SUMAR

ABROCHAR CORDONES

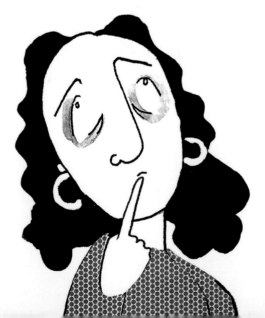

EL BEBÉ YA EMPIEZA A OCUPAR ESPACIO.

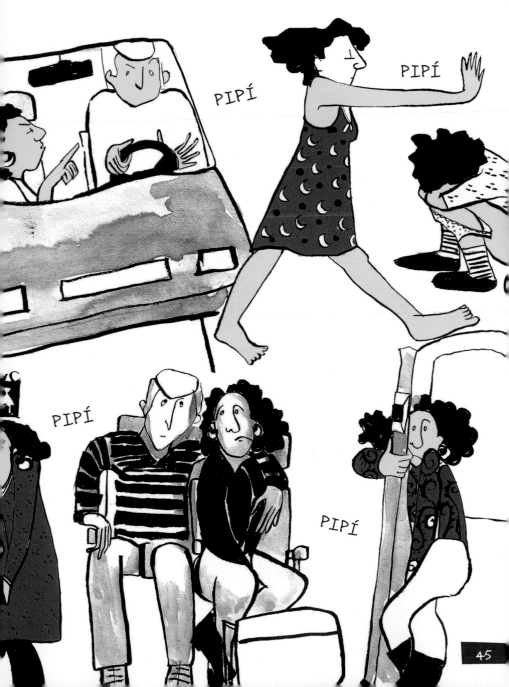

A PARTIR DE LAS 12 SEMANAS EL EMBARAZO ES OFICIAL
Y EMPEZAMOS A CONTAR:

LOS EXPERTOS CUENTAN POR SEMANAS:

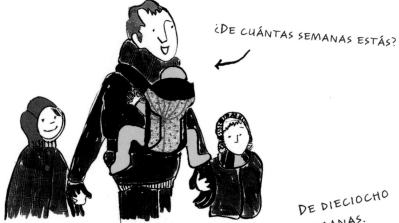

¿DE CUÁNTAS SEMANAS ESTÁS?

DE DIECIOCHO
SEMANAS.

LOS NADA EXPERTOS CUENTAN POR MESES.

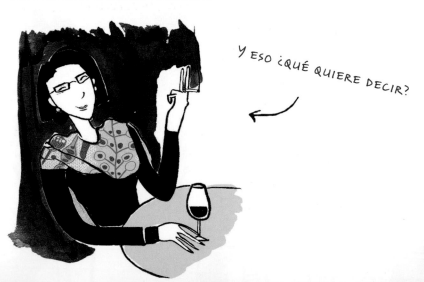

Y ESO ¿QUÉ QUIERE DECIR?

TABLA DE CONVERSIÓN

- 4 SEMANAS: 1 MES = "DE MUY POQUITO" (ANTES CASI NADIE SE DA CUENTA DE QUE ESTÁS EMBARAZADA).

- 8 SEMANAS: 2 MESES = SIGUE SIENDO "DE MUY POQUITO".

- 12 SEMANAS: 3 MESES = SE HACE LA PRIMERA ECO OFICIAL, YA SE PUEDE HACER PÚBLICO.

- 16 SEMANAS: 4 MESES = AUNQUE NO SE NOTE CASI NADA, NOS EMPEZAMOS A VESTIR DE EMBARAZADAS.

- 20 SEMANAS: 5 MESES = MITAD DEL EMBARAZO. SE HACE LA SEGUNDA ECO Y SE SUELE SABER EL SEXO. CON UN POCO DE SUERTE TE DEJAN SENTAR EN EL METRO.

- 24 SEMANAS: 6 MESES = NO HAY DUDA, ¡ESTÁS EMBARAZADA! DE AQUÍ HASTA LAS 35 SEMANAS ES UN GUSTAZO LUCIR BARRIGA.

- 30 SEMANAS: 7 MESES = ESTÁS MUY EMBARAZADA. A PARTIR DE AQUÍ EL TIEMPO PASA MUY DEPRISA Y SE CUENTAN MÁS SEMANAS POR MES PARA TENER MÁS TIEMPO DE HACERSE A LA IDEA.

- 35 SEMANAS: 8 MESES = ESTÁS DEMASIADO EMBARAZADA, TODO EMPIEZA A PESAR... ¡RECTA FINAL!

- 38 SEMANAS: 9 MESES = ESTÁS A PUNTO DE PARIR. EL BEBÉ YA ESTÁ HECHO. AHORA SÓLO FALTA QUE DECIDA SALIR.

- 40 SEMANAS: SALES DE CUENTAS.

- 41 SEMANAS: RECIBES 300 LLAMADAS AL DÍA PREGUNTANDO POR EL BEBÉ QUE NO SALE.

- 42 SEMANAS: SI NO HA NACIDO, ES MUY POSIBLE QUE TE PROVOQUEN EL PARTO.

No entiendo por qué no me dejan que me siente.

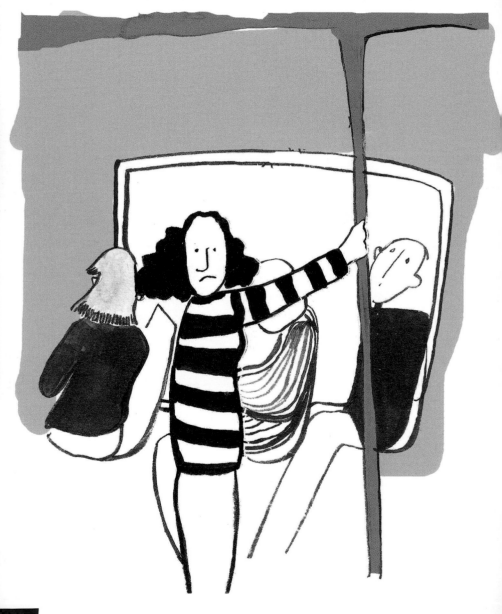

SI SE NOTA MOGOLLÓN.

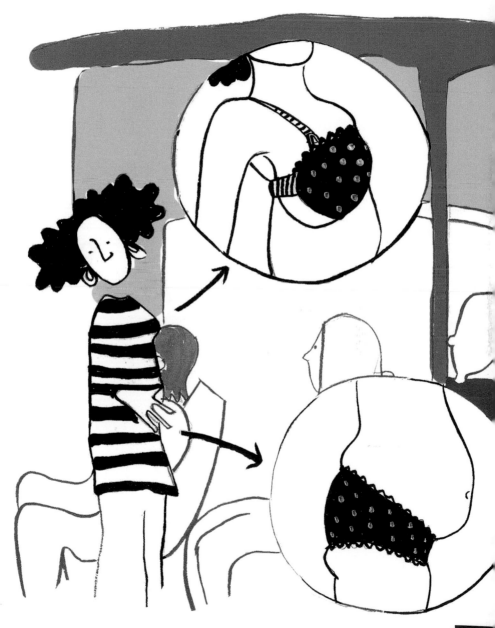

Algún ratito se me tensa la barriga.
Estoy atenta y noto:

Pic Pic Pic

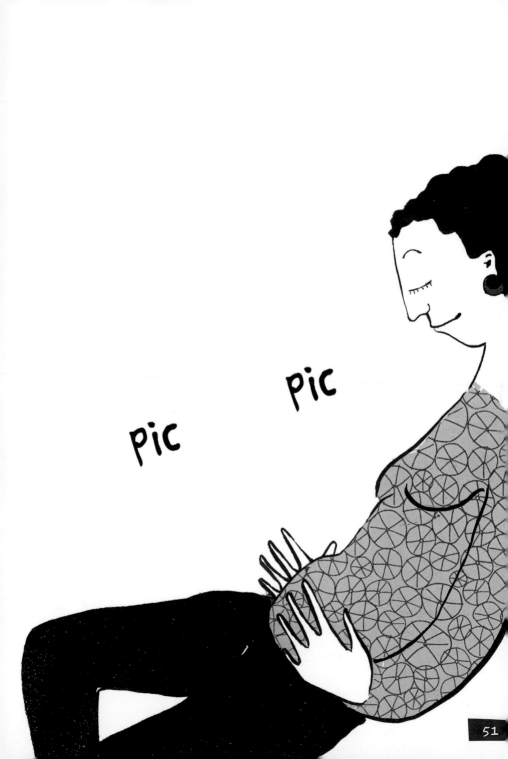

DESPUÉS DE MESES DE NÁUSEAS Y VÓMITOS, HE DECIDIDO ESCUCHAR A MI CUERPO Y ENTENDER QUÉ NECESITA:

MASTICAR MUCHO, HASTA LICUAR LOS ALIMENTOS.

COMER POCAS CANTIDADES Y A MENUDO.

EL TAMAÑO DE LOS BOLSOS CAMBIA, DENTRO PODEMOS ENCONTRAR DE TODO.

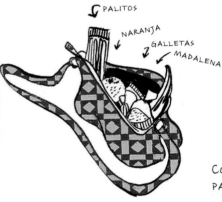

PALITOS

NARANJA

GALLETAS

MADALENA

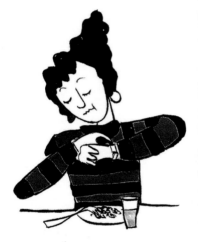

COMER VERDURAS CRUDAS (MI DIETA PARECE PROPIA DEL MES DE JULIO).

BEBER MUCHO ZUMO DE CÍTRICOS.

TODA LA VIDA COMIENDO Y ADORANDO LA CEBOLLA Y AHORA ME DA NÁUSEAS.

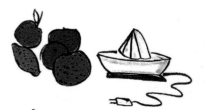

DESCUBRIMIENTO DEL POMELO Y DEL EXPRIMIDOR ELÉCTRICO.

EN LA ECO DE LAS 20 SEMANAS
SE PUEDE ADIVINAR EL SEXO.

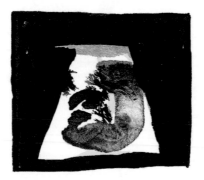

ESTÁ CLARO, ¿NO?

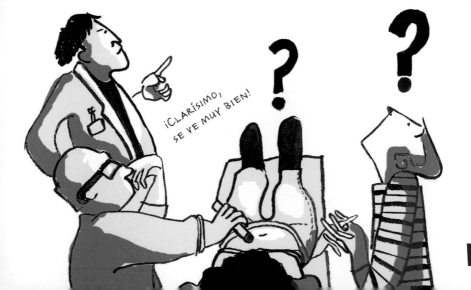

¡CLARÍSIMO, SE VE MUY BIEN!

¡¡¡ES UNA NIÑA!!!

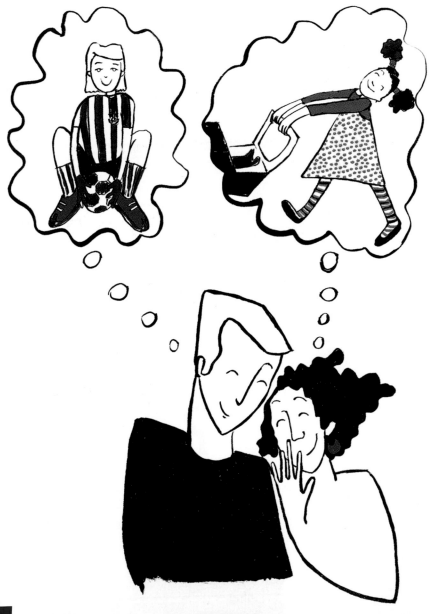

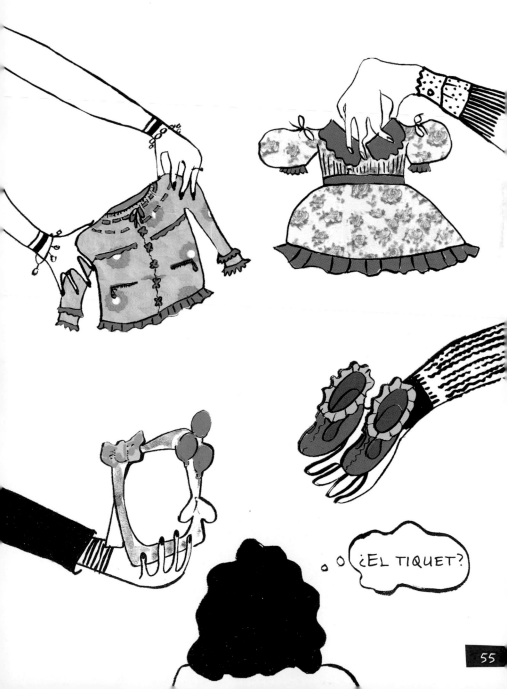

¿EL TIQUET?

EL EMBARAZO EMPIEZA A NOTARSE MUCHO Y DEJA DE
FORMAR PARTE DE LA INTIMIDAD DE LA PAREJA.
ME SORPRENDE EL MILLÓN DE MANOS QUE ME TOCAN
LA BARRIGA A LO LARGO DEL DIA.

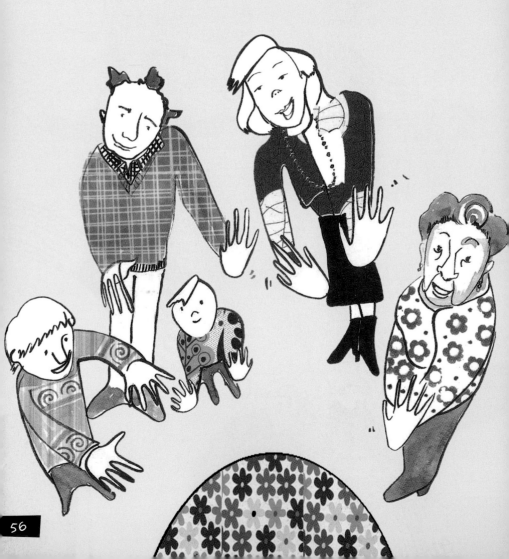

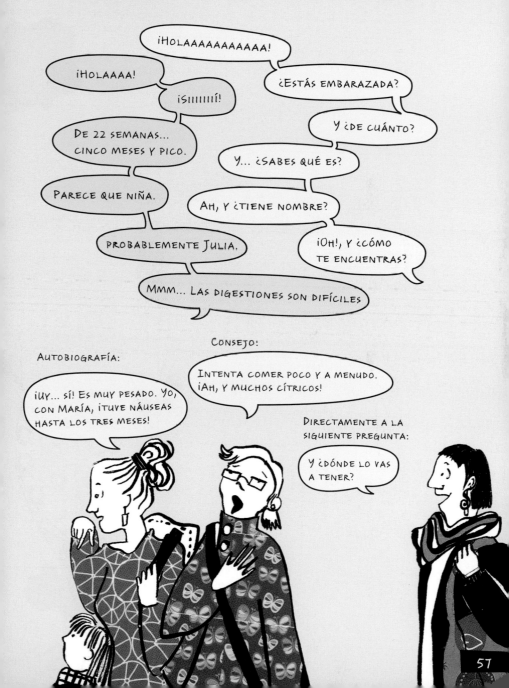

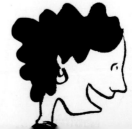

Los movimientos del bebé son lo más bonito
y especial de todo el embarazo para mí.

Y lo más fustrante para Guille.

¡Ahora!

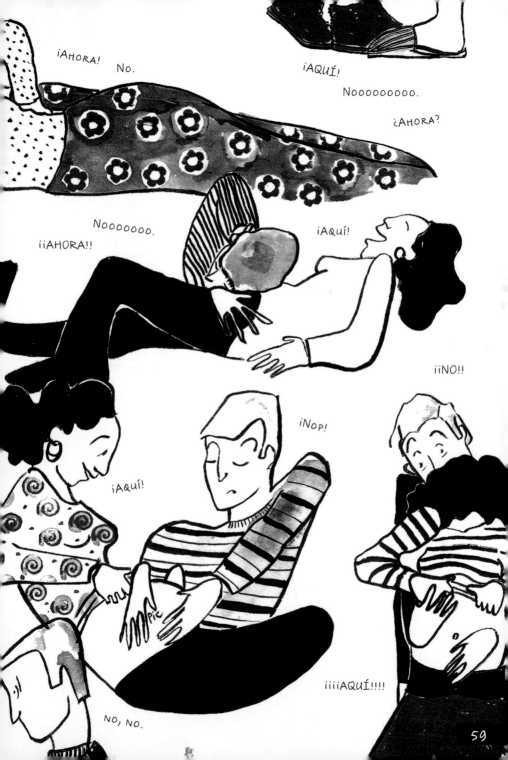

EMPIEZO A CONOCER LOS MOMENTOS
EN QUE TE VAS A MOVER:

CUANDO DESCANSO DESPUÉS
DE UN DÍA MOVIDO.

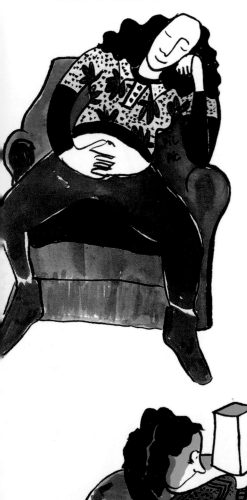

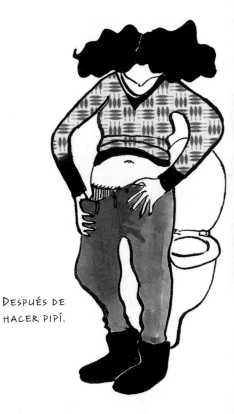

DESPUÉS DE
HACER PIPÍ.

A LAS 5 DE LA MAÑANA.

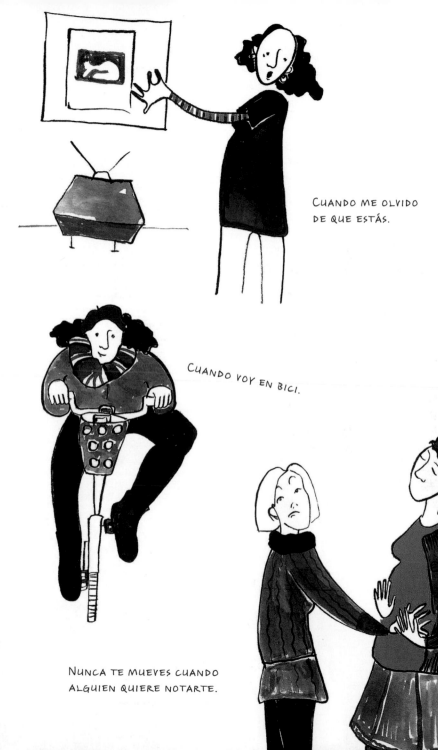

CUANDO ME OLVIDO
DE QUE ESTÁS.

CUANDO VOY EN BICI.

NUNCA TE MUEVES CUANDO
ALGUIEN QUIERE NOTARTE.

CUANDO ESTÁS EMBARAZADA EMPIEZA UNA
RELACIÓN MUY INTENSA CON LOS HOSPITALES, CAPS,
CENTROS DE SALUD...

EN EL CAP TE ENCUENTRAS CON SITUACIONES EN LAS
QUE ES MEJOR NO PENSAR MUCHO... POR EJEMPLO,
CUANDO HAY CINCO MUJERES SENTADAS ESPERANDO
CON SU PIPÍ EN LA MANO...

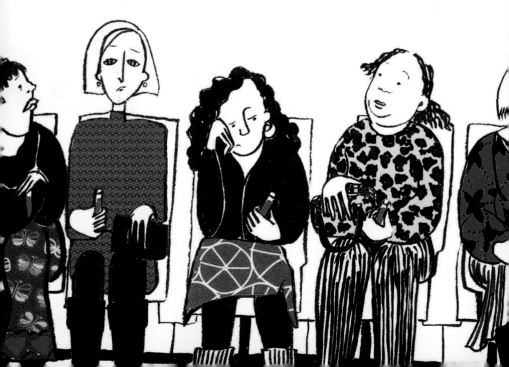

En las salas de espera de ginecología hay gente esperando muchas cosas distintas:

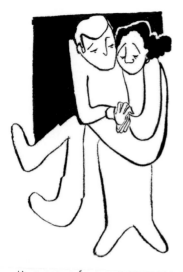

Una revisión de urgencias por pérdidas.

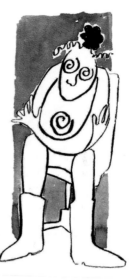

Un análisis de sangre en ayunas.

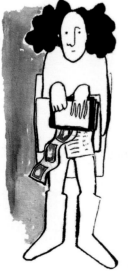

Una nueva eco.

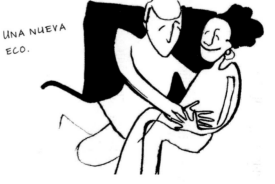

La visita bimensual al ginecólogo con el resultado de todas las pruebas, ecos, análisis...

SI TODO VA BIEN, A LA GINECÓLOGA LA VES POCAS VECES.
Y ELLA TE VE MENOS A TI PORQUE ENTRE LAS DOS SIEMPRE
HAY UNA PANTALLA DE ORDENADOR AL QUE PASAR DATOS.

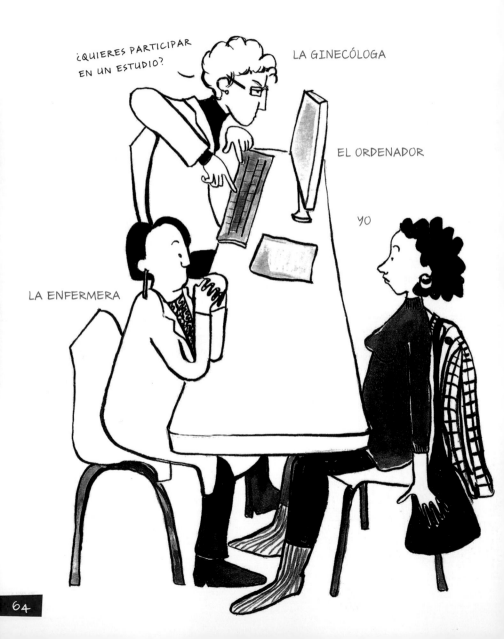

En las ecos hay momentos en que la médico y la enfermera se quedan mirando algo fijamente, muy concentradas y en silencio. Y nosotros, tensos, también miramos a la pantalla como si fuéramos expertos y no entendemos nada.

Tengo ganas de chillarle:

¡¡¡¡SI ALGO VA MAL, ME LO PUEDES DECIR YA!!!!

VEO UN CLARO CONTRASTE ENTRE:

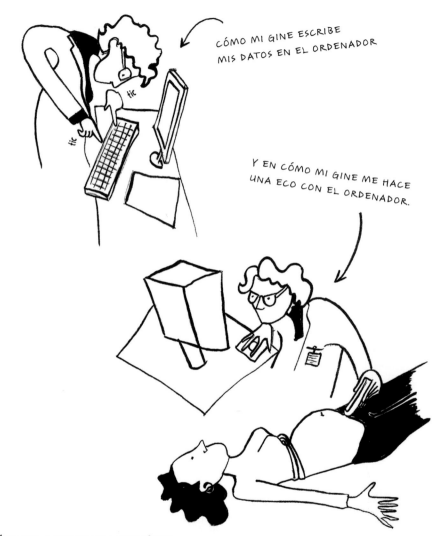

CÓMO MI GINE ESCRIBE MIS DATOS EN EL ORDENADOR

Y EN CÓMO MI GINE ME HACE UNA ECO CON EL ORDENADOR.

Y SE ME OCURRE UNA PREGUNTA:

SI CADA MÉDICO HICIERA UN CURSO DE MECANOGRAFÍA, ¿ALIGERARÍAMOS LAS COLAS EN LAS SALAS DE ESPERA DE LA SALUD PÚBLICA?

DURANTE ESTOS MESES:

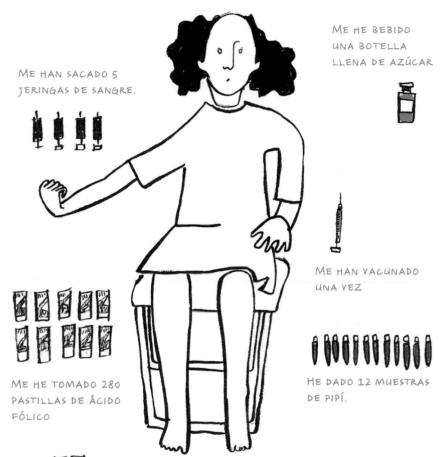

ME HE BEBIDO
UNA BOTELLA
LLENA DE AZÚCAR

ME HAN SACADO 5
JERINGAS DE SANGRE.

ME HAN VACUNADO
UNA VEZ

ME HE TOMADO 280
PASTILLAS DE ÁCIDO
FÓLICO

HE DADO 12 MUESTRAS
DE PIPÍ.

Y 160 DE HIERRO...

NO ENTIENDO CÓMO ANTIGUAMENTE
LLEGABAN A NACER BIEN LOS BEBÉS
SIN TANTA INFRAESTRUCTURA.

CON GUILLE HEMOS VISTO UN VÍDEO SOBRE EL PARTO NATURAL. ¡¡¡LA SEÑORA CHILLABA MUCHO!!!

68

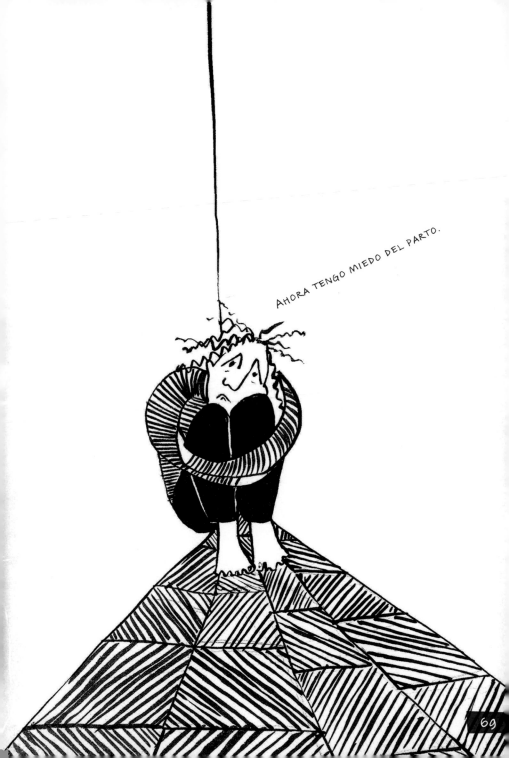

AHORA TENGO MIEDO DEL PARTO.

69

TENGO QUE VENCER EL MIEDO.
TENGO QUE CONCENTRARME EN LA MAMÍFERA QUE SOY.
NUTRIRME DE LA ENERGÍA DE LA TIERRA
Y ENTENDER QUE CON MI DOLOR AYUDO A NACER
A NUESTRA HIJA...

Y NO MIRAR NINGÚN OTRO DOCUMENTAL...

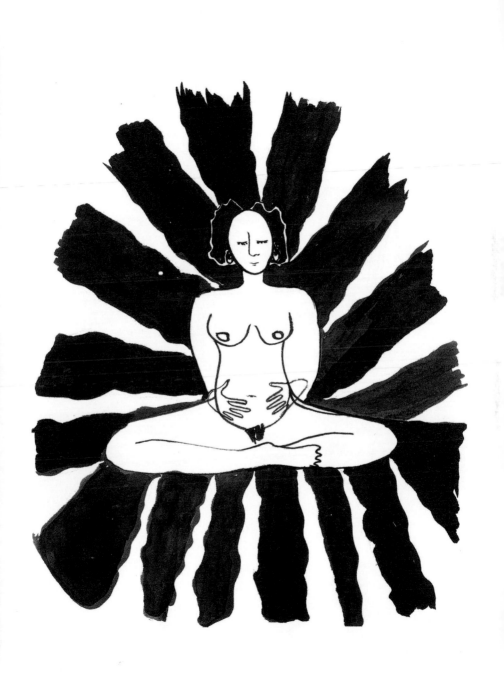

CON LA AYUDA DE MARÍA CREAMOS UN ESPACIO TRANQUILO DONDE INFORMARNOS DE TODO LO QUE VA A SUCEDER PARA ESTAR "PREPARADOS".

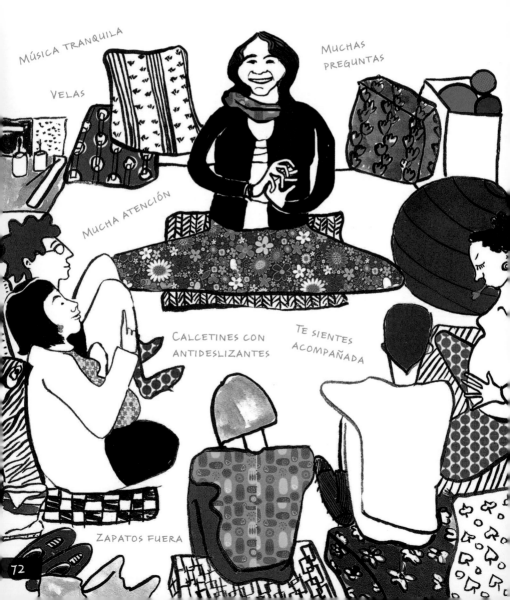

MÚSICA TRANQUILA

MUCHAS PREGUNTAS

VELAS

MUCHA ATENCIÓN

CALCETINES CON ANTIDESLIZANTES

TE SIENTES ACOMPAÑADA

ZAPATOS FUERA

LAS SESIONES DE PREPARACIÓN AL PARTO SON
UN BUEN LUGAR DONDE TRABAJAR LOS MIEDOS.

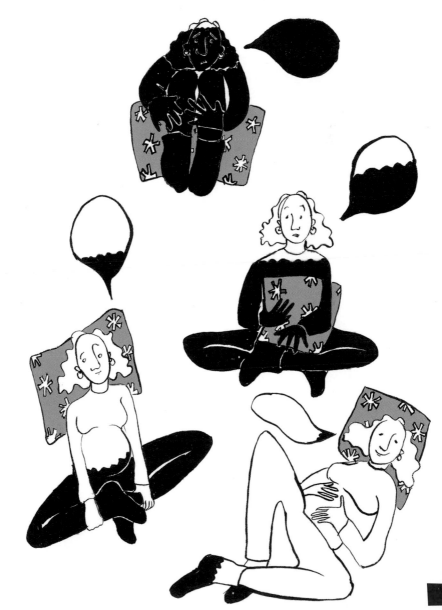

PARA PREPARAR EL PARTO Y PERDER EL MIEDO
ES IMPORTANTE SABER ESTO:

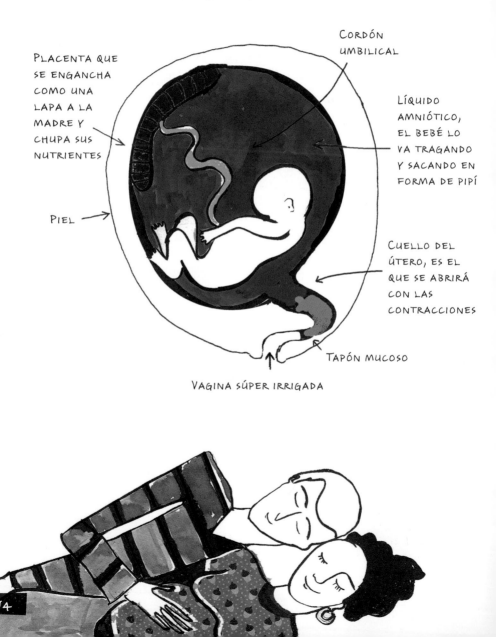

CORDÓN
UMBILICAL

PLACENTA QUE
SE ENGANCHA
COMO UNA
LAPA A LA
MADRE Y
CHUPA SUS
NUTRIENTES

LÍQUIDO
AMNIÓTICO,
EL BEBÉ LO
VA TRAGANDO
Y SACANDO EN
FORMA DE PIPÍ

PIEL

CUELLO DEL
ÚTERO, ES EL
QUE SE ABRIRÁ
CON LAS
CONTRACCIONES

TAPÓN MUCOSO

VAGINA SÚPER IRRIGADA

LA POSICIÓN MÁS CÓMODA PARA LOS MÉDICOS NO ES LA QUE MEJOR VA A LAS PARTURIENTAS.

VA BIEN ESTAR EN POSICIÓN HORIZONTAL Y DEJAR QUE LA BARRIGA CUELGE

PARA DILATAR ES MEJOR QUE HAYA MOVIMIENTO

DILATAR ES ABRIR EL CUELLO DEL ÚTERO DIEZ DEDOS, PUEDE SER UN PROCESO MUY LARGO, CASI SIEMPRE ES EL TRABAJO MÁS DURO DEL PARTO.

LA PELVIS TIENE TRES CIRCUNFERENCIAS DE DISTINTO RADIO, QUE EL BEBÉ VA ATRAVESANDO, GIRÁNDOSE COMO UN DESTORNILLADOR. POR ESO VA BIEN MOVERSE MIENTRAS SE ESTÁ DILATANDO.

AL PARIR, ESTO SE ABRE Y EL COXIS SE MUEVE HACIA ATRÁS.

EXPULSIVO ES EL MOMENTO EN QUE EL BEBÉ SE ABRE CAMINO Y NACE.

ESTA POSE DE PARIR NO PERMITE LA APERTURA DEL COXIS.

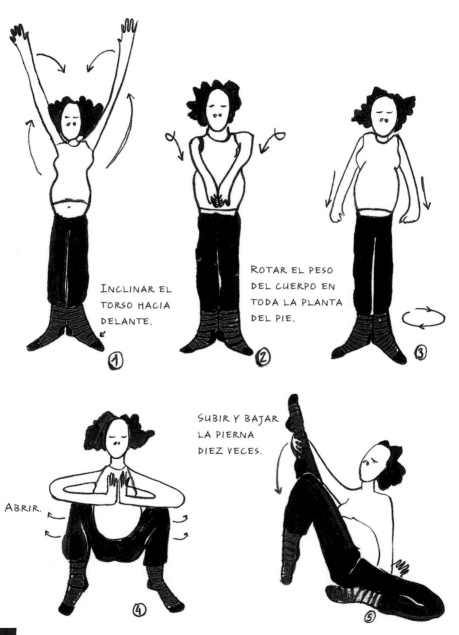

INCLINAR EL TORSO HACIA DELANTE.

①

ROTAR EL PESO DEL CUERPO EN TODA LA PLANTA DEL PIE.

②

③

ABRIR.

④

SUBIR Y BAJAR LA PIERNA DIEZ VECES.

⑤

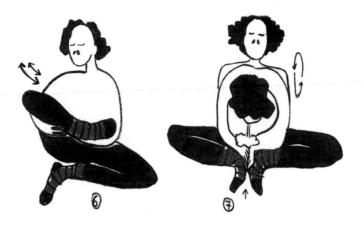

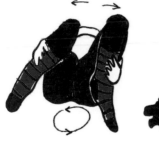

RODAR ENCIMA
DEL COXIS.

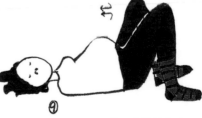

DIEZ KEGELS.

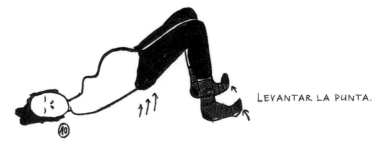

LEVANTAR LA PUNTA.

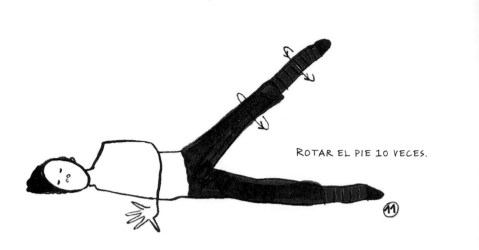

ROTAR EL PIE 10 VECES.

⑪

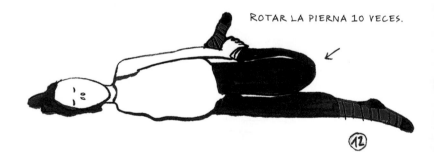

ROTAR LA PIERNA 10 VECES.

⑫

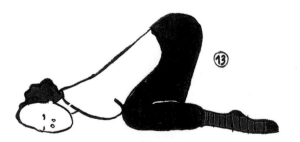

⑬

ESTIRAR EL CUÁDRICEPS.

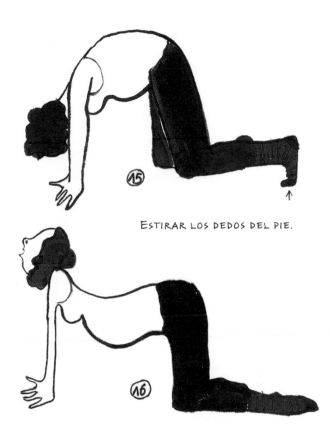

ESTIRAR LOS DEDOS DEL PIE.

ÉSTA ES LA POSE VACA-GATO.

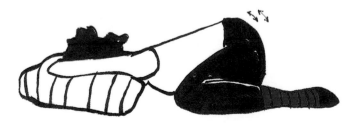

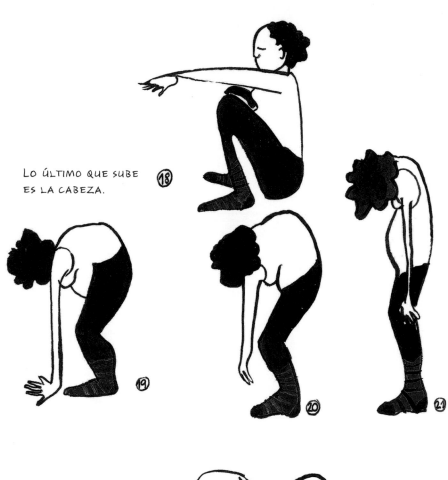

LO ÚLTIMO QUE SUBE
ES LA CABEZA. ⑱

⑲

⑳

㉑

RESPIRAMOS
PROFUNDAMENTE Y
YA ESTOY ESTIRADA.

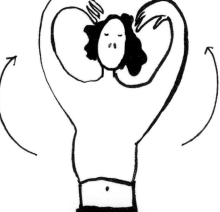

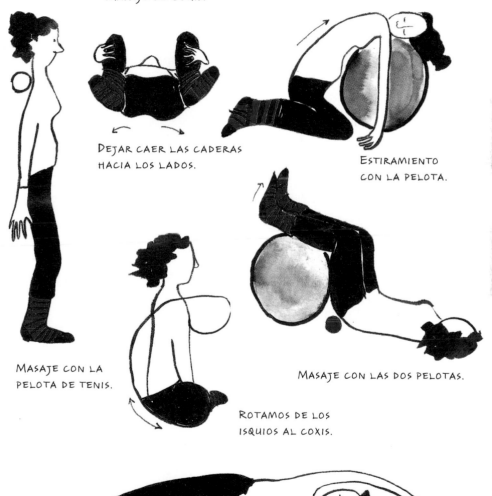

MASAJE DE COXIS.

DEJAR CAER LAS CADERAS HACIA LOS LADOS.

ESTIRAMIENTO CON LA PELOTA.

MASAJE CON LA PELOTA DE TENIS.

MASAJE CON LAS DOS PELOTAS.

ROTAMOS DE LOS ISQUIOS AL COXIS.

TENSAR Y DESTENSAR LA PIERNA Y EL BRAZO.

CADA DÍA, ANTES DE PONERME EL PIJAMA, ESTOY UN RATITO ALUCINANDO DELANTE DEL ESPEJO.

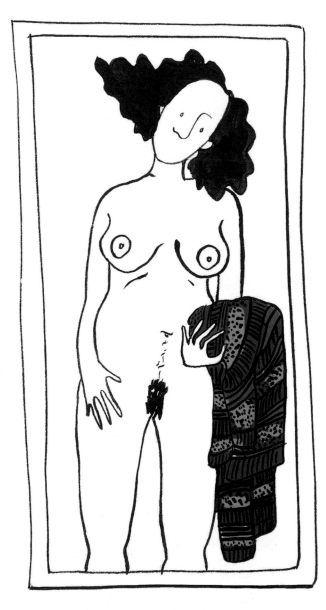

DESDE QUE ÉL NOTA LAS PATADAS,
MIRAMOS LAS PELIS MUY JUNTOS.

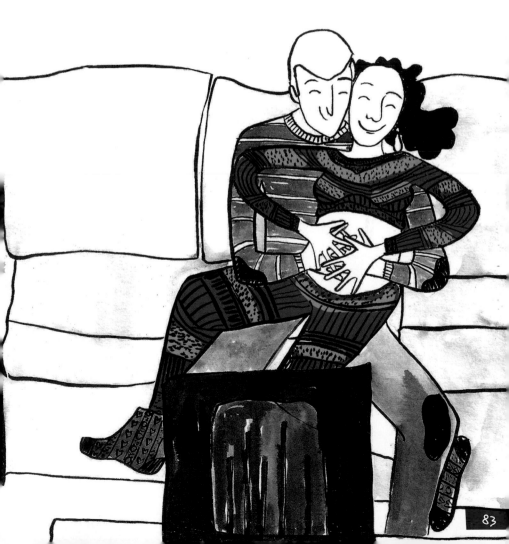

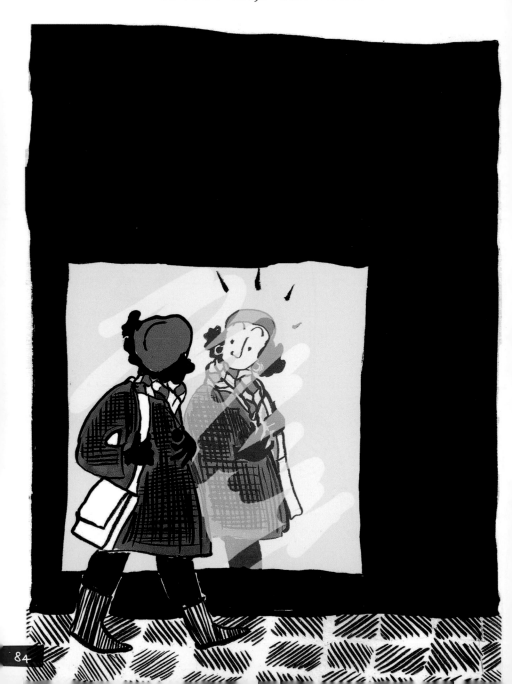

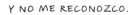

Y NO ME RECONOZCO.

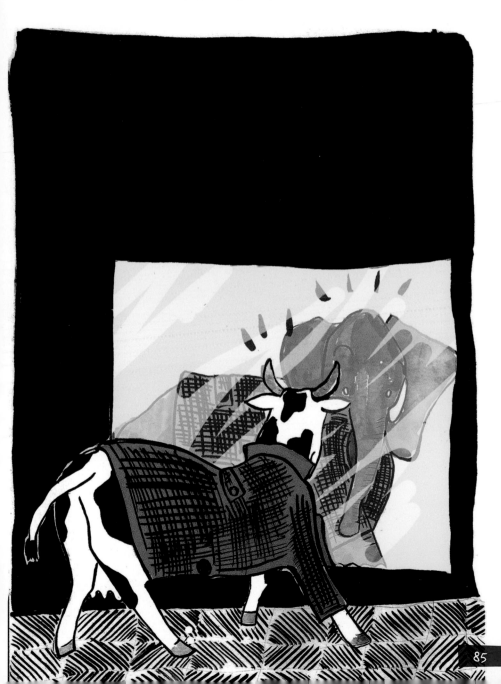

POR LO QUE RESPECTA A MI CUERPO, ME SIENTO COMO UNA
VENUS PREHISTÓRICA...,

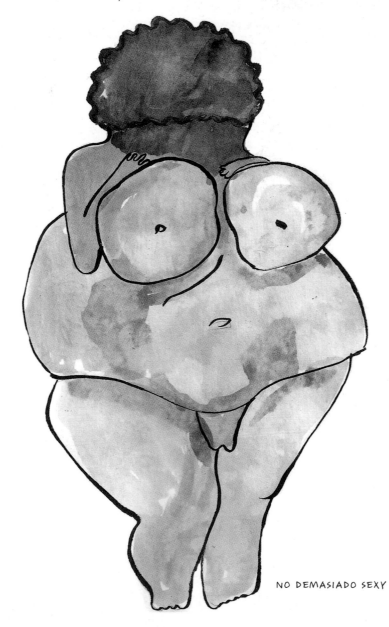

NO DEMASIADO SEXY

SUPERADOS LOS COMPLEJOS, EL SEXO ES AHORA MÁS DELICADO.
APRENDEMOS A DISFRUTAR DE LA NUEVA SITUACIÓN Y NOS
APROVECHAMOS DE LA INTENSIDAD DE SENSACIONES QUE
PRODUCE EL CÓCTEL HORMONAL QUE LLEVO DENTRO.

SIGO TENIENDO MUCHO PIPÍ.

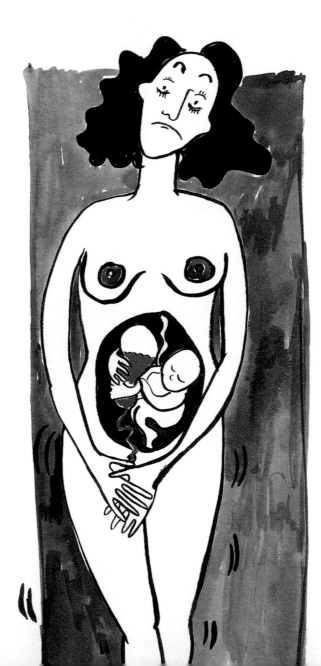

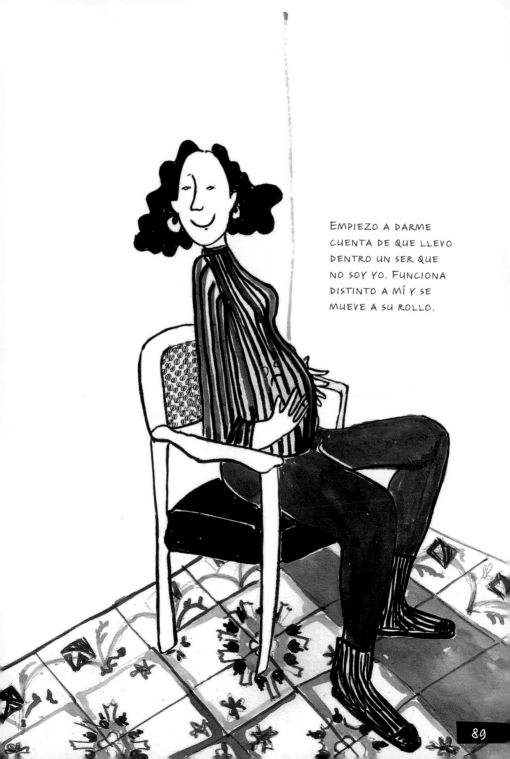

EMPIEZO A DARME
CUENTA DE QUE LLEVO
DENTRO UN SER QUE
NO SOY YO. FUNCIONA
DISTINTO A MÍ Y SE
MUEVE A SU ROLLO.

ME CANSO, ME CANSO, ME CANSO, ME CANSO, ME CANSO,

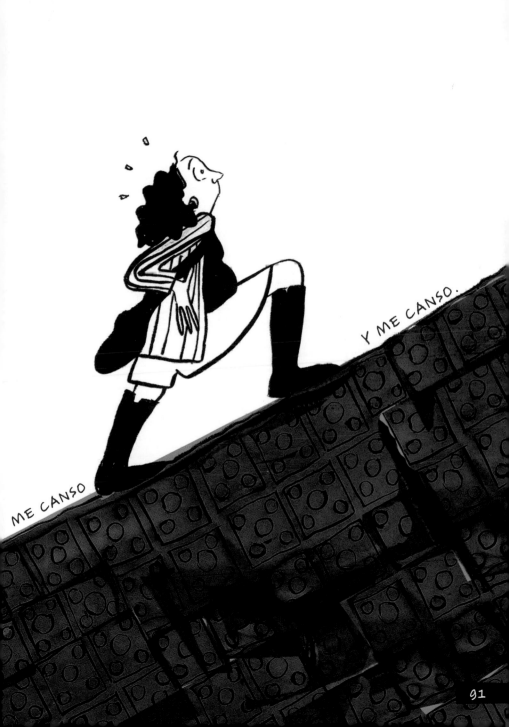

ME CANSO

Y ME CANSO.

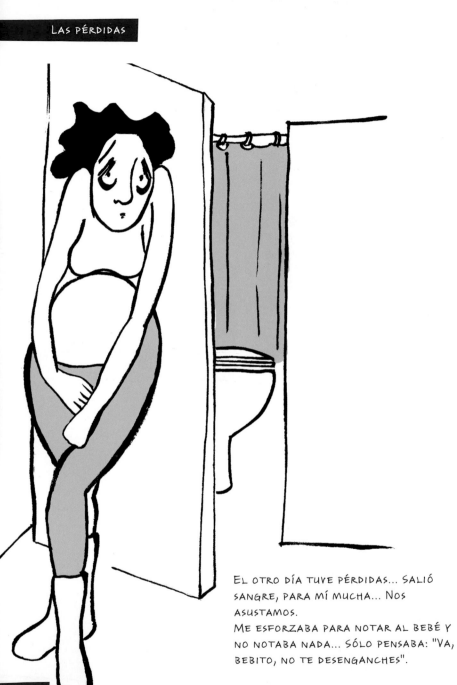

EL OTRO DÍA TUVE PÉRDIDAS... SALIÓ
SANGRE, PARA MÍ MUCHA... NOS
ASUSTAMOS.
ME ESFORZABA PARA NOTAR AL BEBÉ Y
NO NOTABA NADA... SÓLO PENSABA: "VA,
BEBITO, NO TE DESENGANCHES".

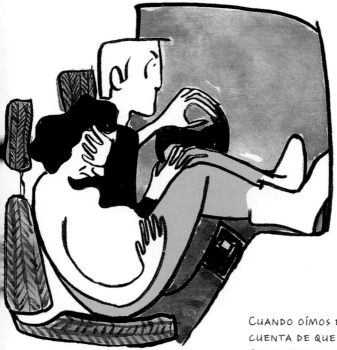

Cuando oímos el corazón, me di
cuenta de que ya te queremos.
Se confirma que eres una niña,
serás Julia.
Ahora ya existes un poco más.

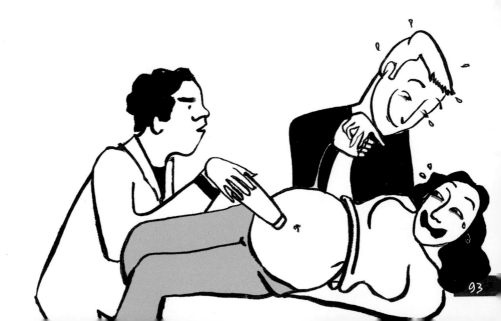

iAY! NO HAS SALIDO Y YA NOS HACES SUFRIR. iAY!

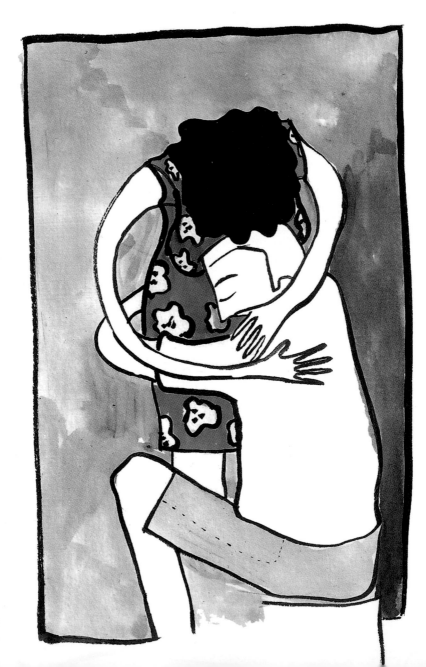

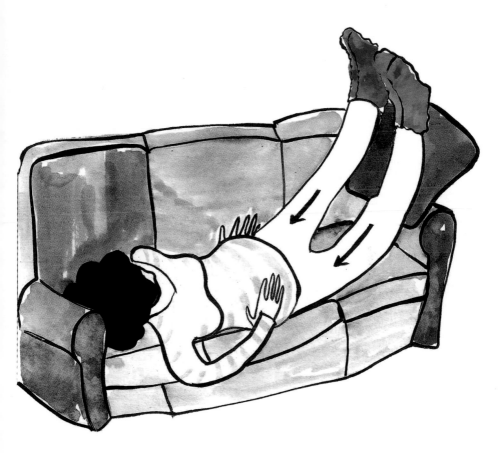

AHORA ESTOY HACIENDO REPOSO.

QUÉ PASA CUANDO INTENTAS DORMIR
A LAS 35 SEMANAS DE EMBARAZO:

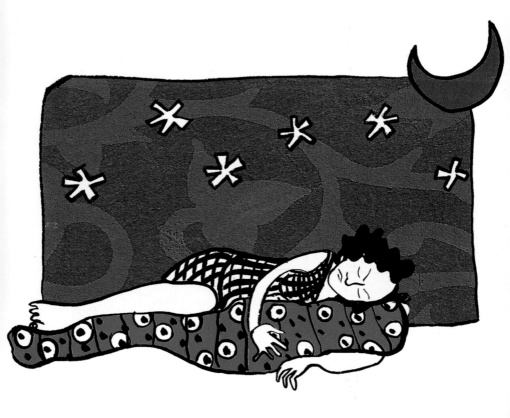

ANTES DE DORMIR DEDICO UN RATITO
A LOS RITUALES DE CUIDARME:

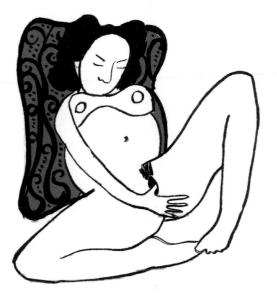

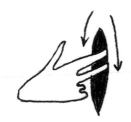

AUTOMASAJE DEL PERINEO:

YO CON EL DEDO PULGAR,
O GUILLE CON EL ÍNDICE
Y MEDIO, PRESIONAMOS EL
PERINEO CON ACEITE DE
ROSA MOSQUETA DURANTE
DIEZ MINUTOS PARA
PREVENIR LOS DESGARROS.

MASAJE ANTIESTRÍAS:

GUILLE ME PONE LA
CREMA DANDO CÍRCULOS
EN LA BARRIGA, ES UN
MOMENTO DULCE, DE
INTIMIDAD DE GUILLE CON
EL BEBÉ.
SE NOTAN MUTUAMENTE.

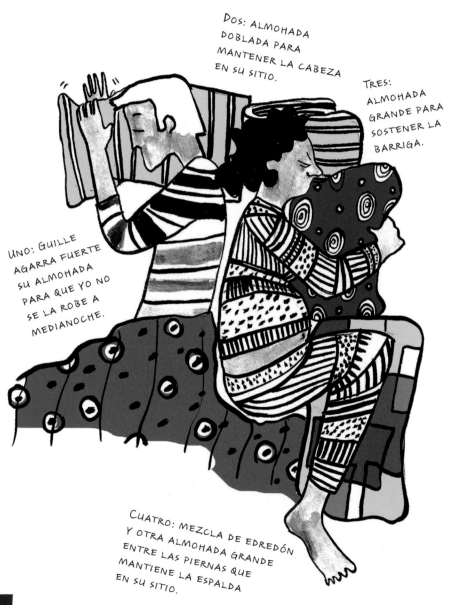

NECESITAMOS COMO MÍNIMO CUATRO ALMOHADAS EN LA CAMA:

DOS: ALMOHADA DOBLADA PARA MANTENER LA CABEZA EN SU SITIO.

TRES: ALMOHADA GRANDE PARA SOSTENER LA BARRIGA.

UNO: GUILLE AGARRA FUERTE SU ALMOHADA PARA QUE YO NO SE LA ROBE A MEDIANOCHE.

CUATRO: MEZCLA DE EDREDÓN Y OTRA ALMOHADA GRANDE ENTRE LAS PIERNAS QUE MANTIENE LA ESPALDA EN SU SITIO.

ME PASO TODA LA NOCHE DECIDIENDO SI VOY A HACER PIPÍ.

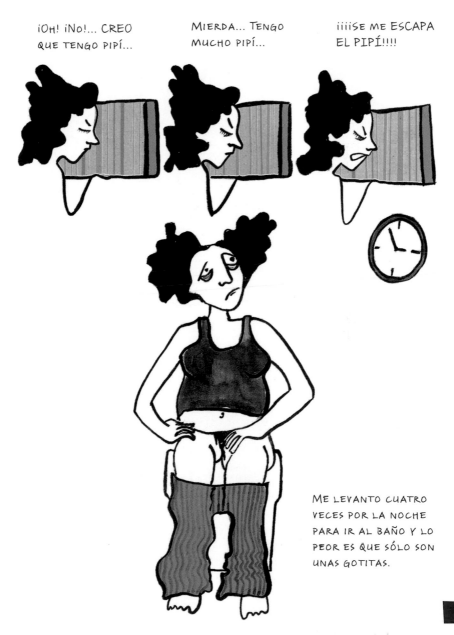

¡OH! ¡NO!... CREO QUE TENGO PIPÍ...

MIERDA... TENGO MUCHO PIPÍ...

¡¡¡¡SE ME ESCAPA EL PIPÍ!!!!

ME LEVANTO CUATRO VECES POR LA NOCHE PARA IR AL BAÑO Y LO PEOR ES QUE SÓLO SON UNAS GOTITAS.

SUEÑO QUE DE REPENTE SE ME SALE EL PIE DEL BEBÉ.

SUEÑO QUE TENGO LA BARRIGA TRANSPARENTE.

SUEÑO QUE NO SÉ DÓNDE HE DEJADO EL BEBÉ.

SUEÑO QUE ME HE DEJADO EL BEBÉ DENTRO DE UNA MOCHILA.

SUEÑO MUCHO, MUCHO Y MUCHO.

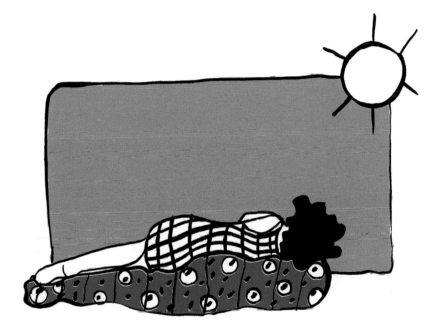

¡¡¡LEVANTARSE POR LAS MAÑANAS ES MUY DIFÍCIL!!!

GUILLE Y LA BARRIGA EMPIEZAN A RELACIONARSE
SIN MÍ DE INTERMEDIARIA.

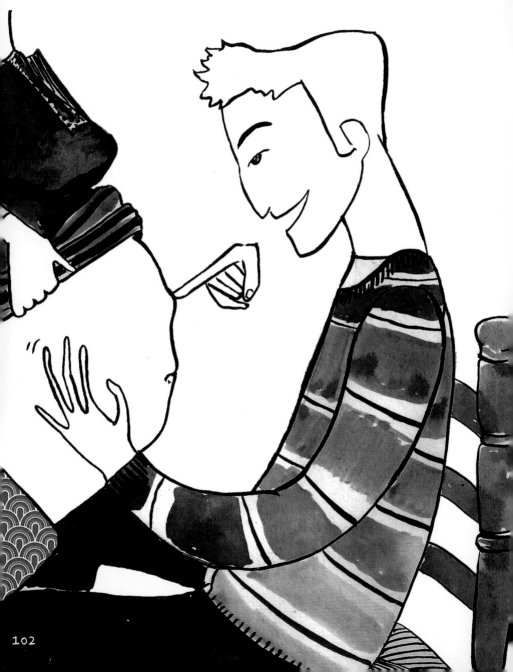

TÚ Y YO TAMBIÉN TENEMOS LARGAS CHARLAS.

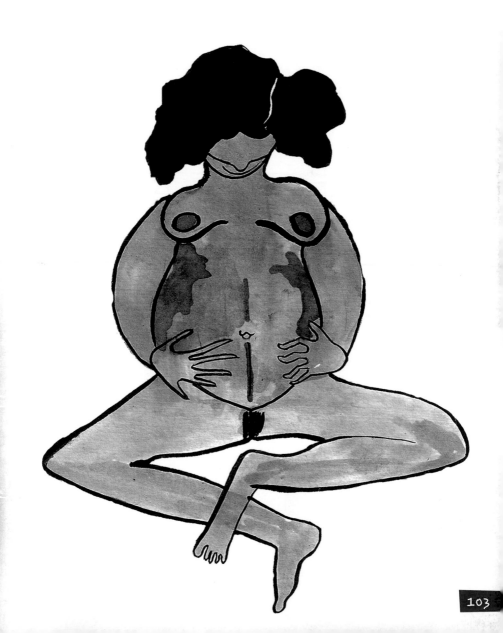

¡ESTOY EMBARAZADÍSIMA!

Lo estás cuando:

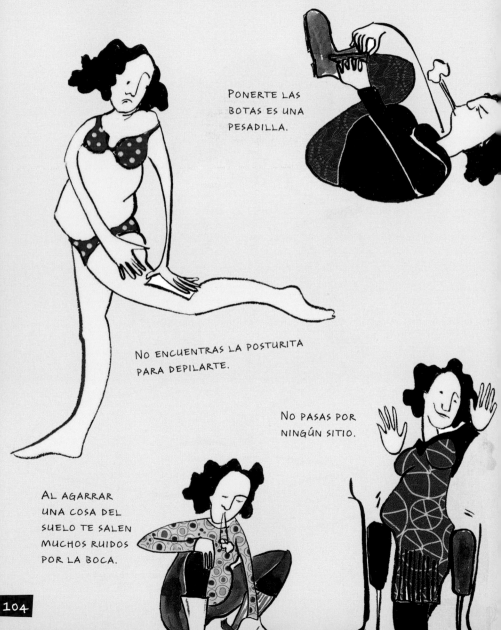

Ponerte las botas es una pesadilla.

No encuentras la posturita para depilarte.

No pasas por ningún sitio.

Al agarrar una cosa del suelo te salen muchos ruidos por la boca.

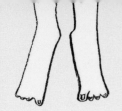

SE TE MARCAN LAS
GOMAS DEL CALCETÍN.

LA BARRIGA
LLEGA MÁS LEJOS
QUE LOS PECHOS.

LOS PIES SE
ABREN AL ANDAR.

TE PONES LAS
MANOS EN LOS
RIÑONES SIN
DARTE CUENTA.

TE SIENTAS EN
CUALQUIER LUGAR.

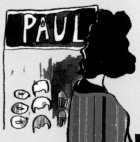

PAUL

EN CADA PASTELERÍA
QUE TE CRUZAS TE
PLANTEAS QUÉ COMER.

A VECES VEO LA TELE, O ESCUCHO LA RADIO Y DUDO
DE SI QUIERO TRAER UN BEBITO A ESTE MUNDO.

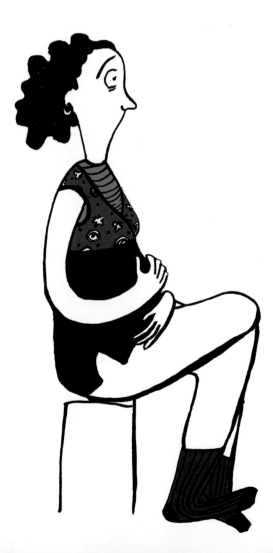

PERO LUEGO TE MUEVES DENTRO DE MÍ, ME SIENTO
SEGURA, Y TODO VUELVE A TENER SENTIDO.

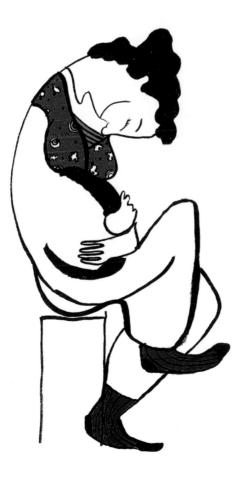

VOY POR LA CALLE SABIENDO QUE NO ESTOY SOLA.
SIEMPRE SOY DOS.

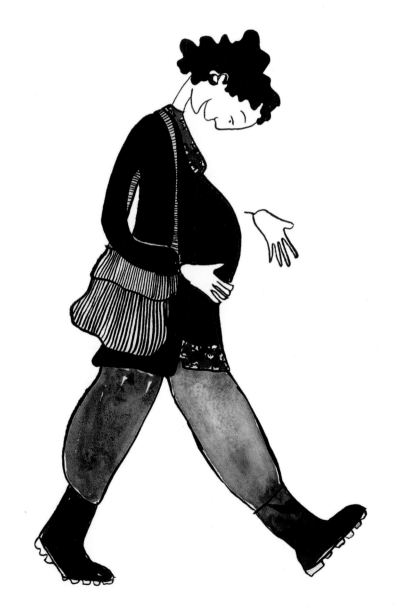

AUNQUE AL NACER TE PAREZCAS MÁS A UN OSO HORMIGUERO, UNA CAFETERA O A UN ZAPATO, ¡¡¡SEAS COMO SEAS, YA ERES TÚ!!! Y TE QUEREMOS ASÍ, NOS ENCANTAS ASÍ.

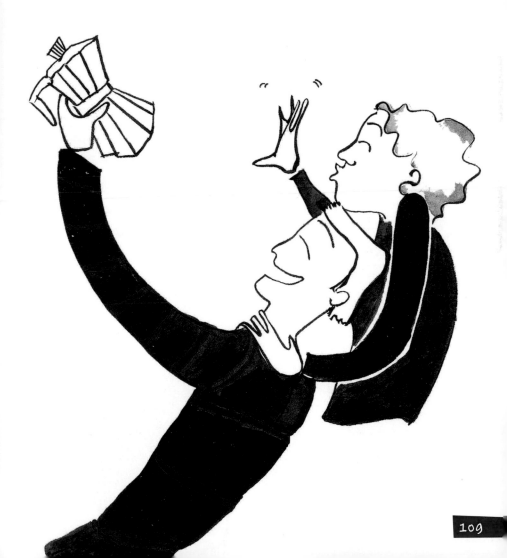

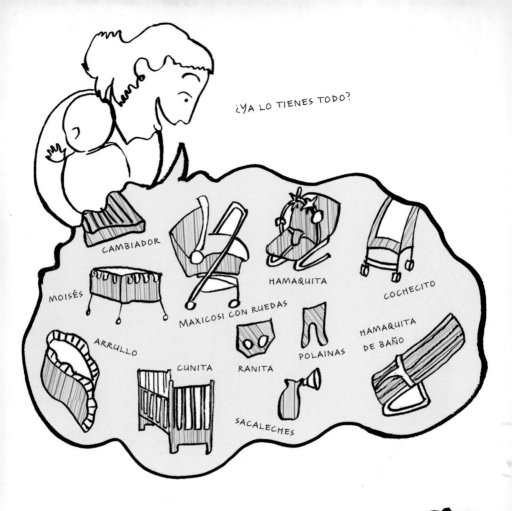

¿YA LO TIENES TODO?

CAMBIADOR

HAMAQUITA

MOISÉS

COCHECITO

MAXICOSI CON RUEDAS

ARRULLO

POLAINAS

HAMAQUITA
DE BAÑO

CUNITA

RANITA

SACALECHES

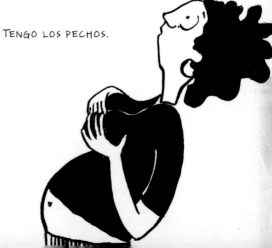

TENGO LOS PECHOS.

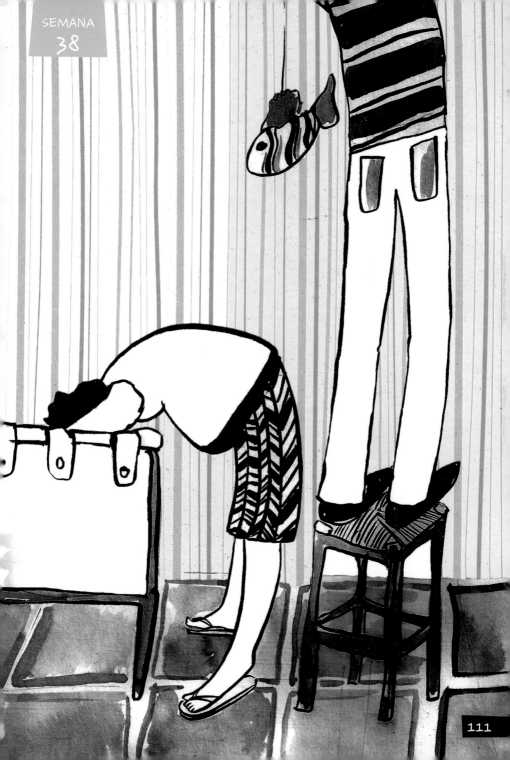

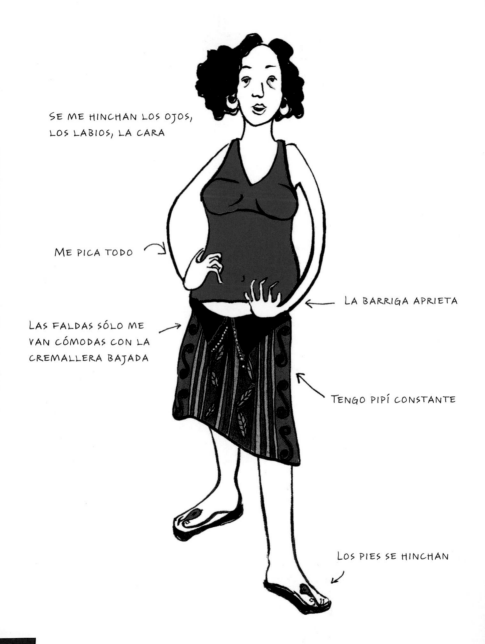

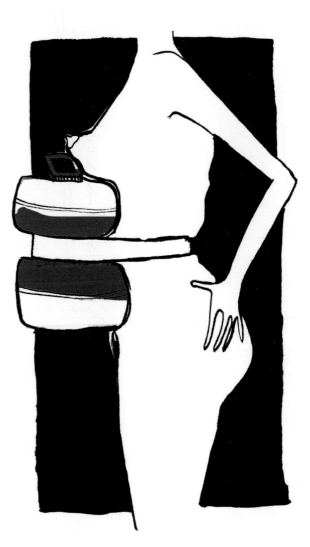

AHORA ME SIENTO COMO SI CARGARA TODO
EL DÍA CON UNA BOTELLA DE 9 LITROS DE
AGUA, PERO SUJETA A PRESIÓN AL CUERPO.
TODOS MIS ÓRGANOS ESTAN ESTRUJADOS.

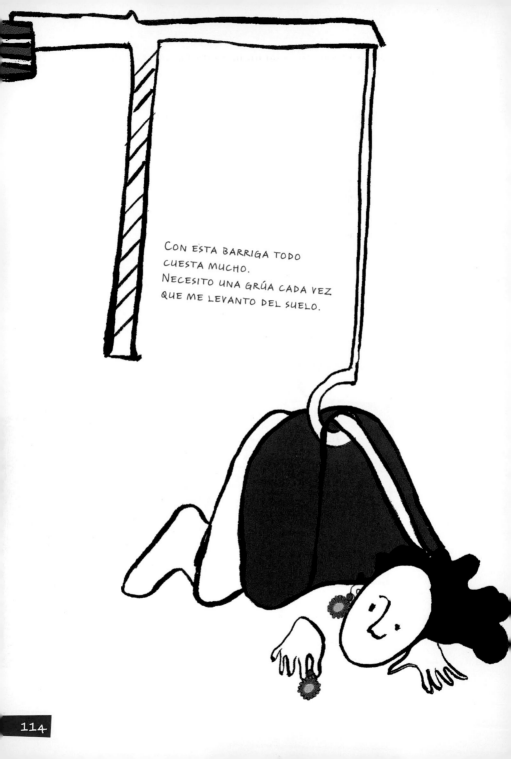

CON ESTA BARRIGA TODO
CUESTA MUCHO.
NECESITO UNA GRÚA CADA VEZ
QUE ME LEVANTO DEL SUELO.

ASÍ QUE, SI NO ES MUY NECESARIO, HAY CIERTAS COSAS QUE
PUEDEN ESPERAR A SER RECOGIDAS CUANDA HAYA PARIDO:

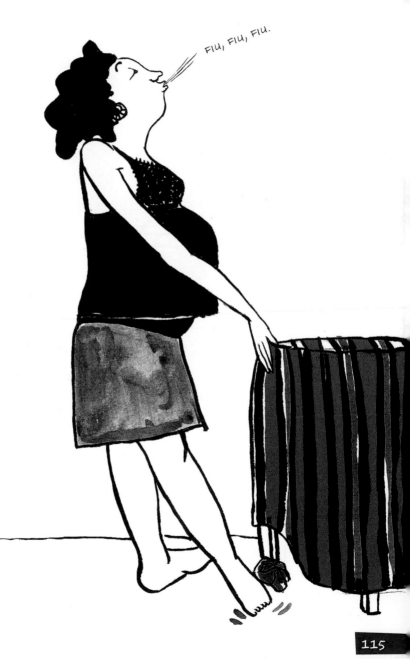

FIU, FIU, FIU.

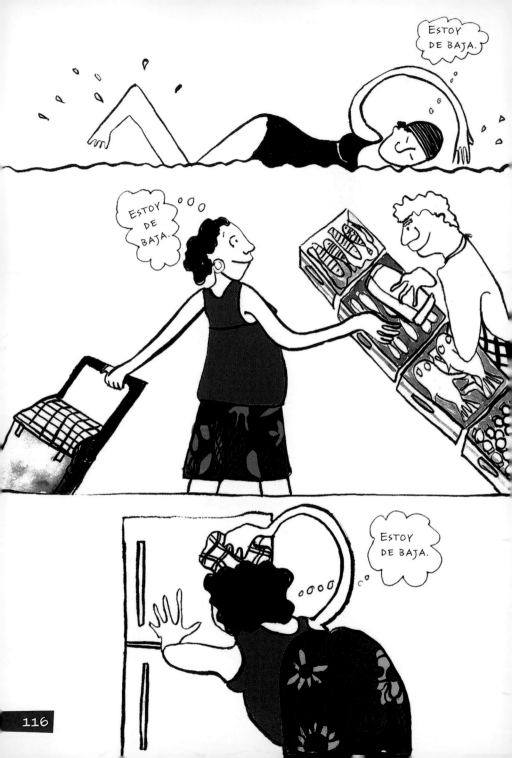

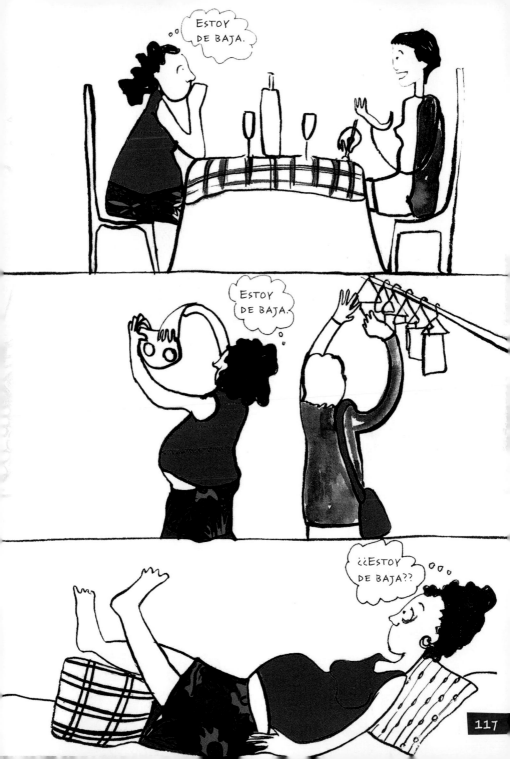

¡EL PARTO SE ACERCA!

LOS MESES VAN AVANZANDO Y AHORA YO SOY LA SIGUIENTE
A LA QUE LE TOCA PARIR. ¡ME TOCA A MÍ!
ME SIENTO COMO SI ESTUVIERA A PUNTO DE EMPEZAR UNA
CARRERA SOLA.

LAS MUJERES QUE YA HAN PARIDO TIENEN FRASES PARA LA
OCASIÓN QUE SE TRANSMITEN DE MADRES A HIJAS:

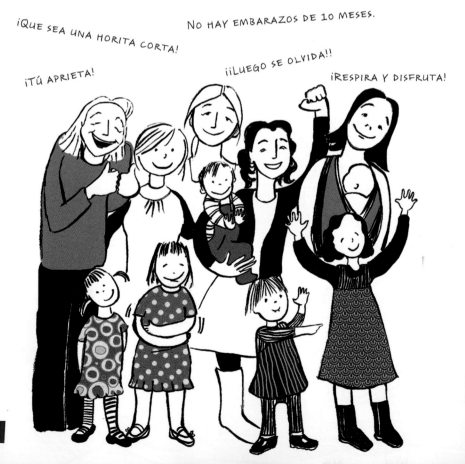

¡QUE SEA UNA HORITA CORTA!

NO HAY EMBARAZOS DE 10 MESES.

¡¡LUEGO SE OLVIDA!!

¡RESPIRA Y DISFRUTA!

¡TÚ APRIETA!

LAS MUJERES QUE NO HAN PARIDO TRANSMITEN
MENSAJES DE ÁNIMO PARA CONSOLARNOS A TODAS:

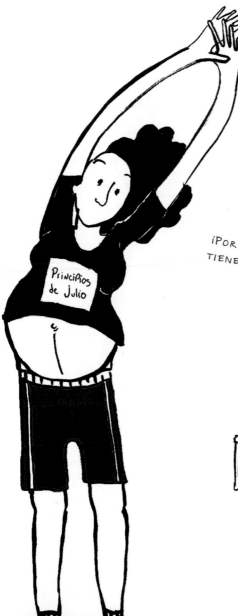

¡PARIR PARIREMOS!
NO HAY OTRA.

¡POR ALGÚN LUGAR
TIENE QUE SALIR!

EL PARTO TIENE FINAL,
NO PUEDE DURAR
ETERNAMENTE.

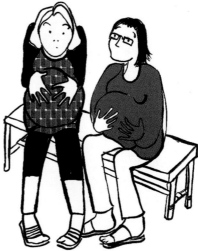

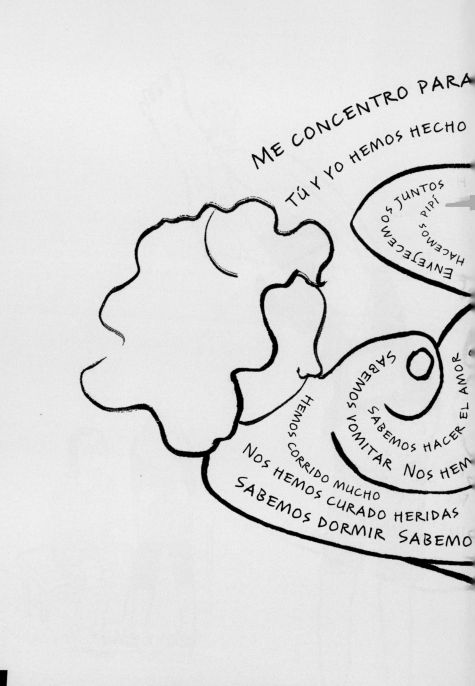

ME CONCENTRO PARA

TÚ Y YO HEMOS HECHO

ENVEJECEMOS JUNTOS
HACEMOS PIPÍ

SABEMOS

HEMOS CORRIDO MUCHO
SABEMOS VOMITAR
SABEMOS HACER EL AMOR
NOS HEM

NOS HEMOS CURADO HERIDAS

SABEMOS DORMIR SABEMO

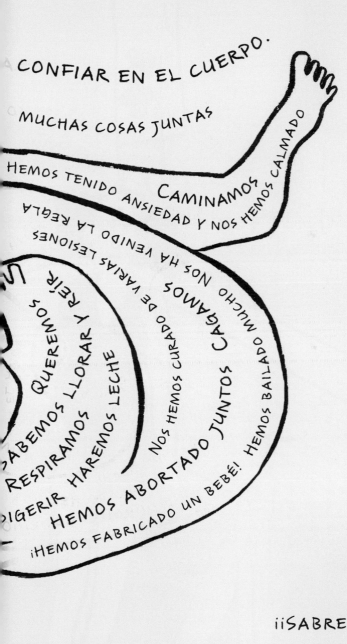

CONFIAR EN EL CUERPO.

MUCHAS COSAS JUNTAS

CAMINAMOS Y NOS HEMOS CALMADO

HEMOS TENIDO ANSIEDAD

SON HA VENIDO LA REGLA

NOS HA VENIDO MUCHO

CASAMOS DE VARIAS LESIONES

NOS HEMOS CURADO

QUEREMOS LLORAR Y REÍR

SABEMOS

RESPIRAMOS LECHE

DIGERIR HAREMOS

HEMOS ABORTADO JUNTOS

HEMOS BAILADO

¡HEMOS FABRICADO UN BEBÉ!

¡¡SABREMOS PARIR!!

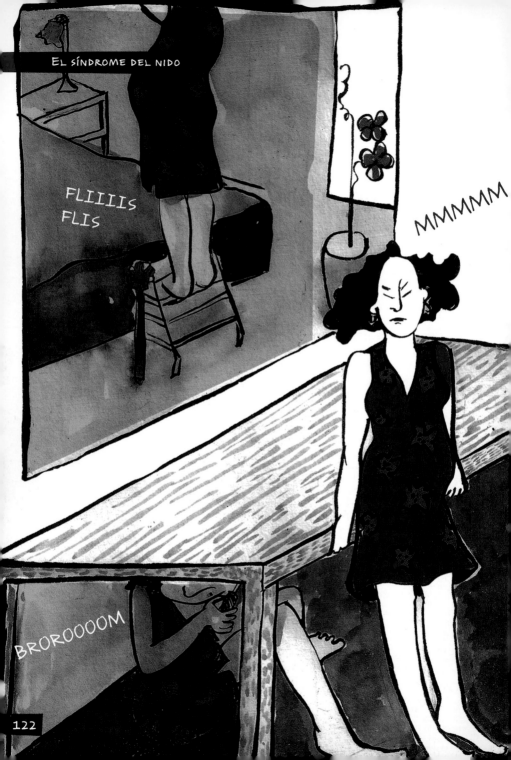

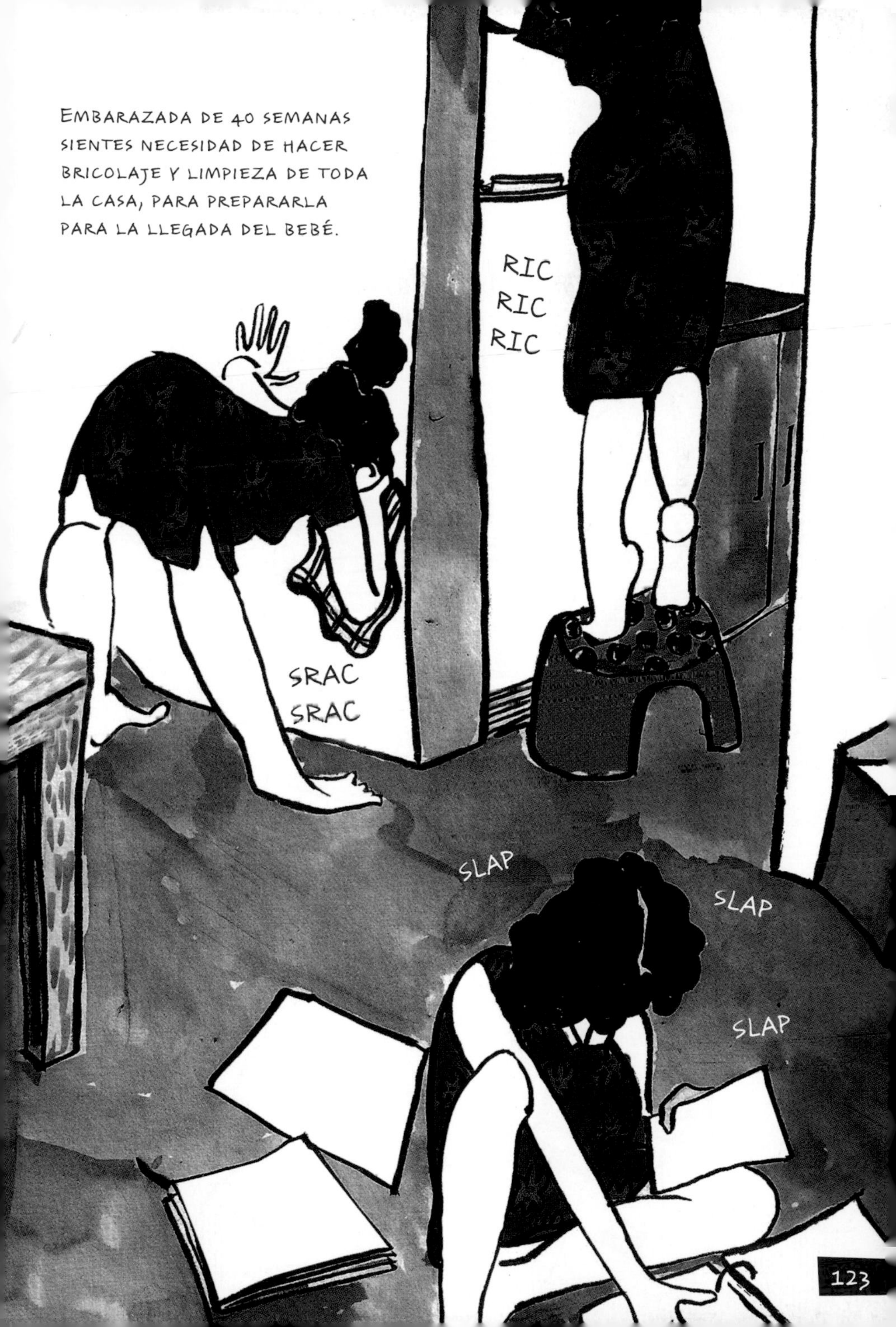

EMBARAZADA DE 40 SEMANAS SIENTES NECESIDAD DE HACER BRICOLAJE Y LIMPIEZA DE TODA LA CASA, PARA PREPARARLA PARA LA LLEGADA DEL BEBÉ.

RIC
RIC
RIC

SRAC
SRAC

SLAP

SLAP

SLAP

ANDAMOS MUCHO PARA PROVOCAR EL PARTO.
VAMOS POR LA CALLE COMO SI EN CUALQUIER
MOMENTO SE PUDIERA SALIR EL BEBÉ.

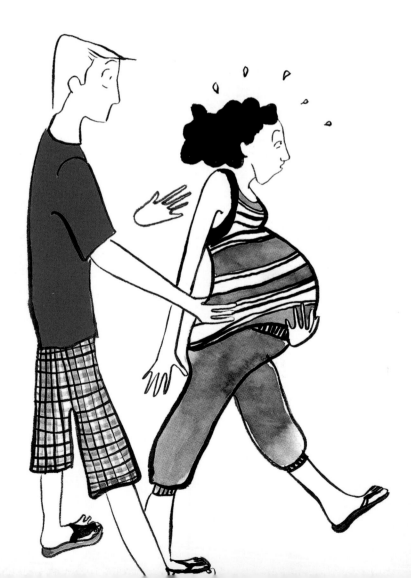

TE ESTAMOS ESPERAAAANDOOOO.

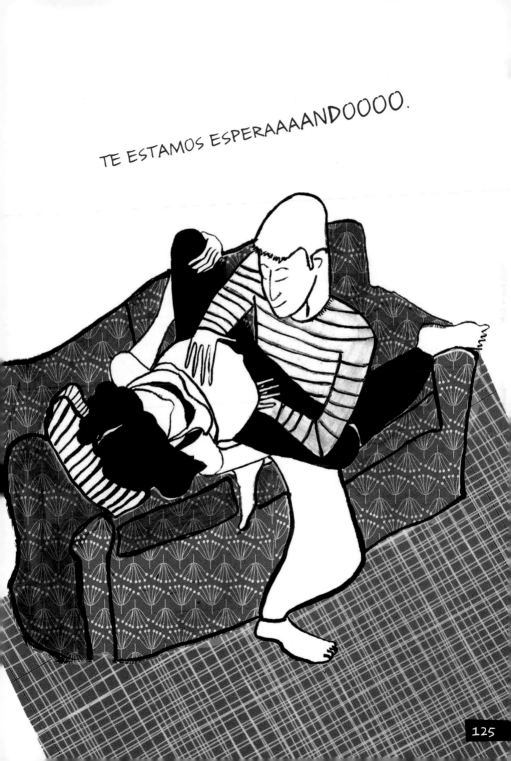

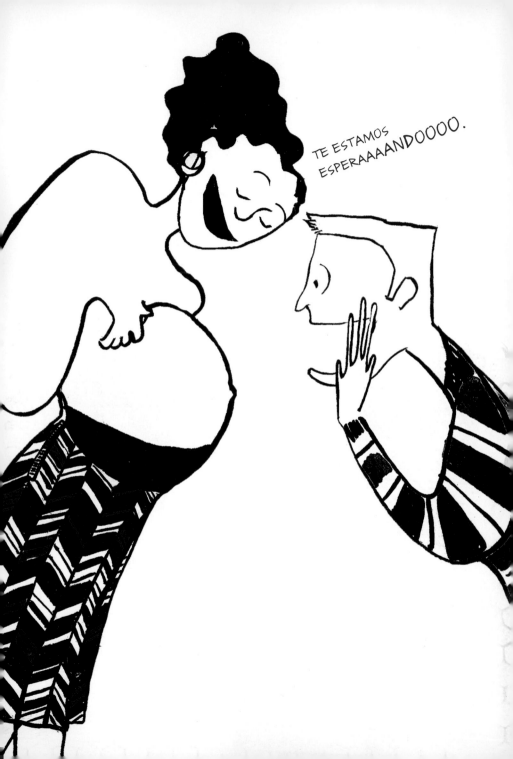

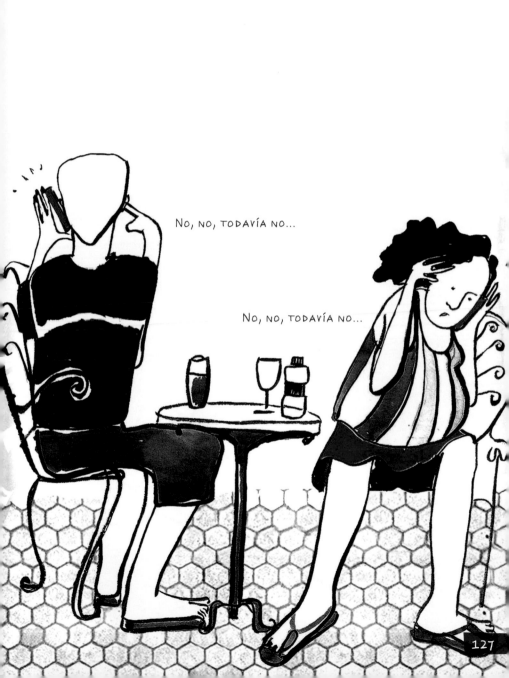

TE ESTAMOS ESPERAAAANDOOOO.

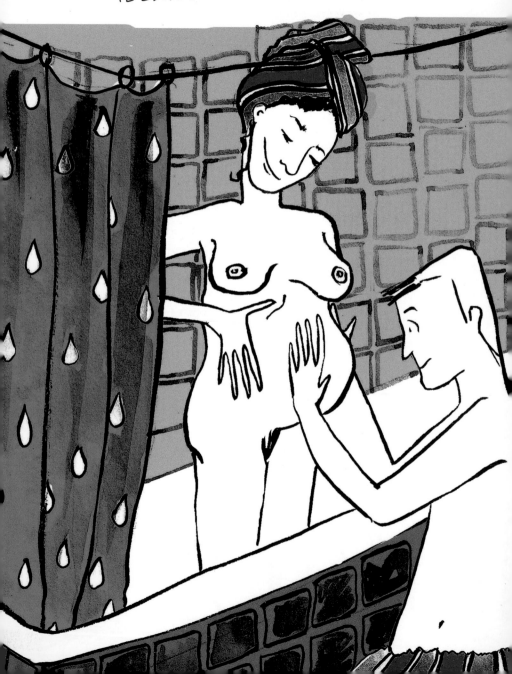

HEMOS LIMPIADO LA CASA, HEMOS COMPRADO
COMIDA, HEMOS COLGADO LA LUZ EN SU
HABITACIÓN, HEMOS HECHO LAS MALETAS,
TENEMOS LA TARJETA SANITARIA Y LAS
BRAGUITAS DE PAPEL, TENEMOS UNA CUNA Y
UN CAMBIADOR, HEMOS RELEÍDO LOS APUNTES
DEL CURSO PREPARTO:

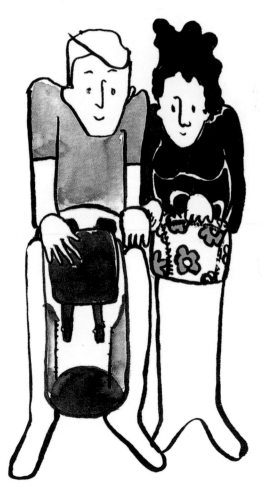

ESTAMOS PREPARADOS.

ME SIENTO COMO UNA BOMBA
QUE NO SABE QUÉ DÍA ESTALLARÁ.

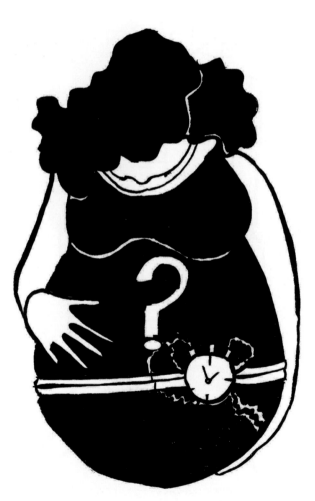

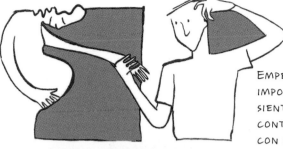

EMPEZAMOS EL VIAJE MÁS
IMPORTANTE DE TU VIDA,
SIENTO QUE YO ESTOY AHÍ
CONTIGO, Y GUILLE ESTÁ
CON NOSOTRAS.

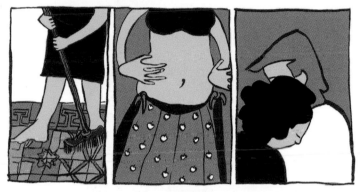

DURANTE LAS PRIMERAS CONTRACCIONES LIMPIO TODA LA CASA
PARA QUE ESTÉ LISTA CUANDO VENGAS.
BAILO SOLA CON EL DOLOR. Y BAILO CON GUILLE.

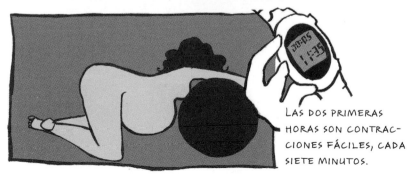

LAS DOS PRIMERAS
HORAS SON CONTRAC-
CIONES FÁCILES, CADA
SIETE MINUTOS.

EN EL PUNTO CULMINANTE SACO EL DOLOR SOPLANDO POR LA BOCA.
GUILLE ME ACOMPAÑA, ME ASISTE Y CONTROLA LOS TIEMPOS. DURANTE
LAS CONTRACCIONES LE PIDO QUE NO ME HABLE, QUE NO ME TOQUE.

LAS CONTRACCIONES VIENEN CADA 7 MINUTOS.
NOS TRASLADAMOS AL HOSPITAL.
EL TRASLADO NO ES FÁCIL.

PASO 1:
COGER LA BOLSA
PREPARADA
DESDE HACE
UN MES CON
EL CARNÉ DE
EMBARAZADA,
UNA TOALLA,
AGUA, ZUMO DE
FRUTAS, UNA
MINICÁMARA,
EL CARNÉ DE
LA SEGURIDAD
SOCIAL,
DINERO PARA
IMPREVISTOS,
CALCETINES
PARA EL FRÍO.

PASO 2:
CERRAMOS LA
CASA. CUANDO
LA VOLVAMOS
A ABRIR
SEREMOS TRES.

PASO 3:
BAJAR A LA
CALLE... ES
DIFÍCIL SALIR
AL EXTERIOR,
CUANDO CADA
VEZ ESTOY MÁS
METIDA DENTRO
DE MÍ.

PASO 4:
APAGAR EL
MÓVIL. ADIÓS,
MUNDO... NOS
TENEMOS QUE
CONCENTRAR...

PASO 5:
SOBREVIVIR
A LAS CON-
TRACCIONES
DENTRO DEL
COCHE

PASO 6:
CONTRACCIONES
EN PLENA CALLE
HASTA LLEGAR A
LA PUERTA DEL
HOSPITAL.

PASO 7:
INGRESAR.
ES COMPLICADO
RESPONDER A LAS
PREGUNTAS DE LA
RECEPCIONISTA
ENTRE
CONTRACCIÓN Y
CONTRACCIÓN.

PASO 8:
PRIMER TACTO
PARA VER EN
QUÉ MOMENTO
DEL PARTO
ESTOY. AQUÍ SE
DECIDE SI TE
QUEDAS O TE
MANDAN PARA
CASA. LLEGO
DILATADA DE 6
CM. ME QUEDO.

Sant Pau

PARA PARIR ME VISTEN CON UNA BATA VERDE
Y UNAS PANTUFLAS DE QUIRÓFANO, QUE ME
SACO INMEDIATAMENTE.

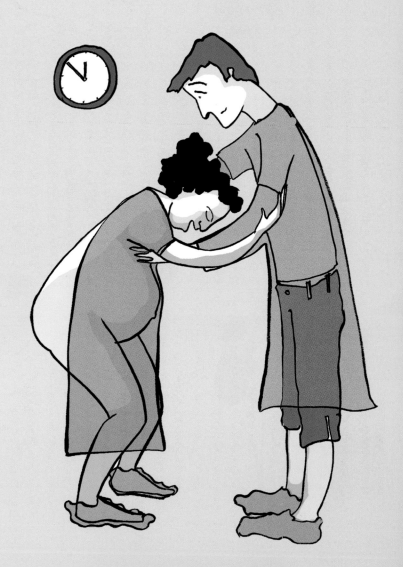

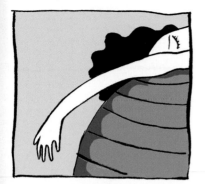

LA PELOTA RELAJA.

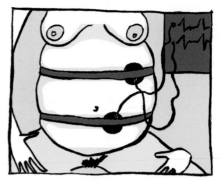

LAS CORREAS APRIETAN.

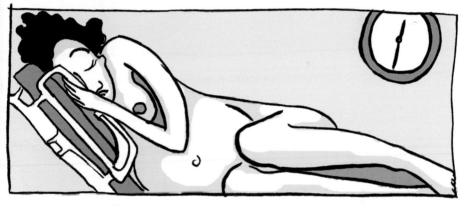

HAY RATITOS EN QUE TE SIENTES MUY SOLA.

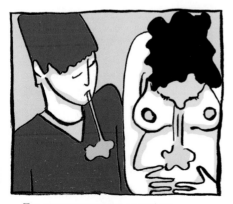

EN MOMENTOS DE CRISIS ES
IMPORTANTE QUE ME RECUERDEN
QUE HAY QUE SEGUIR RESPIRANDO.

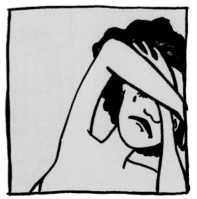

AL FINAL DE LA DILATACIÓN YA
NO PUEDO MÁS Y ME DESMONTO.
LLORO, CHILLO, ME QUIERO IR.

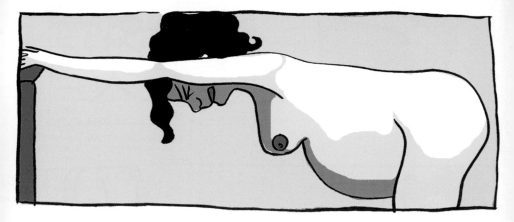

CON LA CONTRACCIÓN SIENTO MUCHÍSIMAS GANAS DE EMPUJAR.

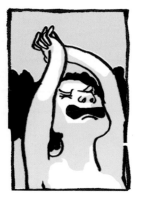

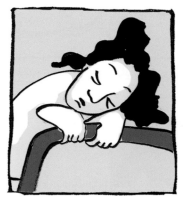

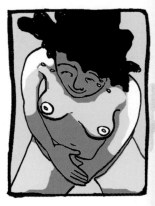

PARA EMPUJAR ES MEJOR NO PERDER LA FUERZA POR LA BOCA Y AGUANTAR EL GRITO HACIENDO FUERZA PARA DENTRO.

ENTRE CONTRACCIÓN Y CONTRACCIÓN HAY UN MINUTO DE DESCANSO. ME DUERMO PROFUNDAMENTE.

TOCO LA CABECITA QUE ESTÁ SALIENDO. LA PRIMERA VEZ QUE TE TOCO. ¡INOLVIDABLE! RECUPERO TODAS LAS FUERZAS.
¡TENGO GANAS DE VERTE!

EMPUJO CON UNA FUERZA QUE
SALE DE LO MÁS PROFUNDO DE MÍ.
DEJO DE SER. TE CEDO MI CUERPO.

ESTÁS NACIENDO.

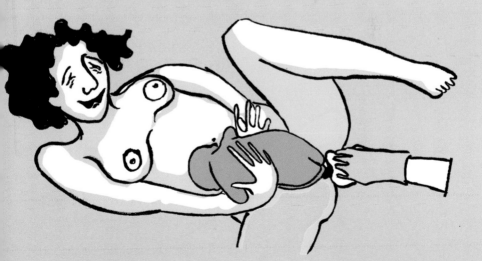

Sin haberlo hecho antes, sé cómo te tengo
que coger, qué te tengo que decir. Te acojo
con mi piel y te envuelvo con mis brazos
para que te sientas arropada.
No lloras. Lloramos. ¡Estás aquí!

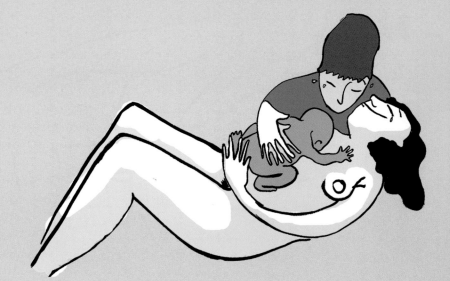

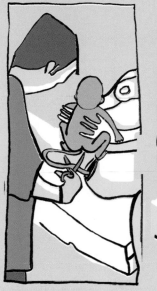
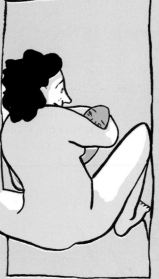
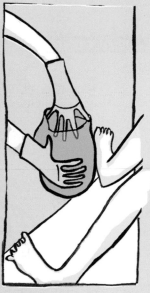

GUILLE TE CORTA EL CORDÓN CUANDO DEJA DE LATIR.

TE PONGO EN MI PECHO PARA QUE NO PIERDAS EL INSTINTO DE SUCCIONAR.

EXPULSO LA PLACENTA Y COMPRUEBAN QUE ESTÉ ENTERA.

EN EL MISMO MOMENTO QUE...

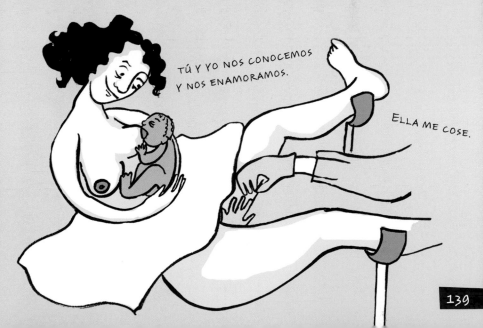

TÚ Y YO NOS CONOCEMOS Y NOS ENAMORAMOS.

ELLA ME COSE.

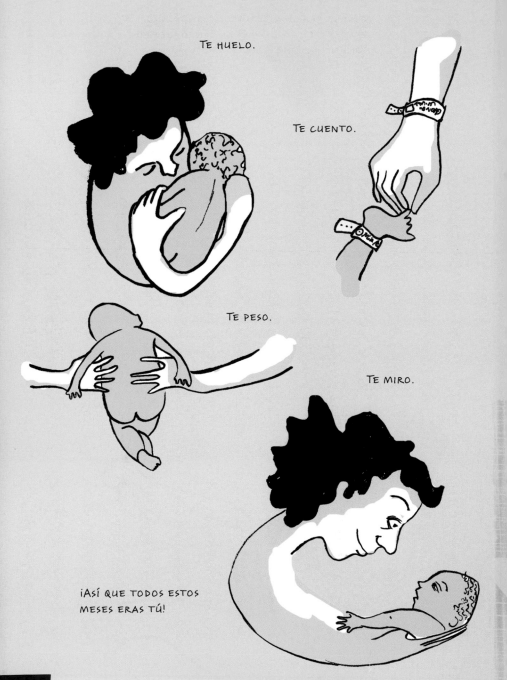

GUILLE TAMBIÉN TE ACOGE, ES VUESTRO
PRIMER CONTACTO. ¡LLEVA TANTO TIEMPO
SOÑÁNDOTE SIN TOCARTE!

ESTOS MESES CONTIGO HAN SIDO UN VIAJE PRECIOSO,
PERO MUY CANSADO. VAMOS A DORMIR...

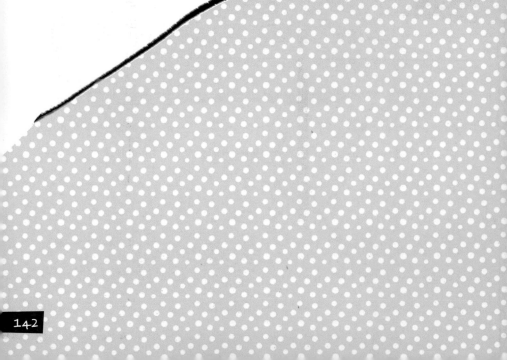

EL VIAJE SÓLO ACABA DE EMPEZAR...

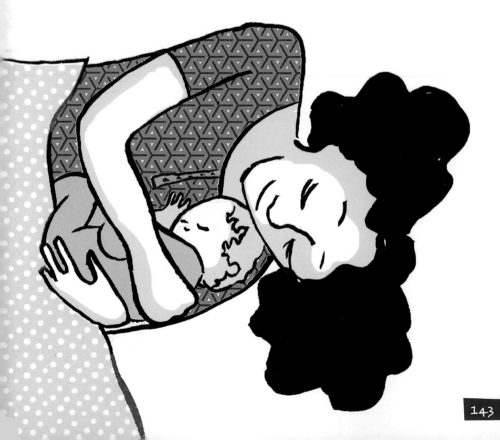

LA HISTORIA CONTINUA EN
HTTP://JULIAALDIA.BLOGSPOT.COM

GRÀCIES, GUILLE, M'ENCANTA VIURE LA VIDA AMB TU.

40 semanas. Crónica de un embarazo

Primera edición: abril de 2012
Primera edición cartoné: enero de 2014

© 2012 Glòria Vives Xiol
© 2012 Thule Ediciones, SL
Alcalá de Guadaíra 26, bajos
08020 Barcelona

Director de colección: José Díaz
Directora de arte: Jennifer Carná

EAN: 978-84-15357-45-2
D. L.: B-761-2014

Impreso en Gráficas Díaz Tuduri
Urduliz, España

www.thuleediciones.com

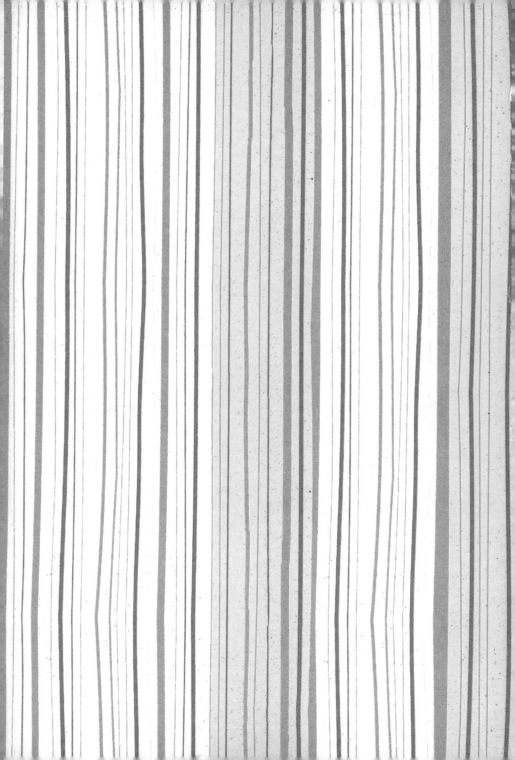